U0198686

显微外科牙髓病学
MICROSURGICAL ENDODONTICS

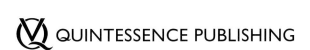

QUINTESSENCE PUBLISHING

Berlin | Chicago | Tokyo
Barcelona | London | Milan | Mexico City | Paris | Prague | Seoul | Warsaw
Beijing | Istanbul | Sao Paulo | Zagreb

MICROSURGICAL ENDODONTICS
显微外科牙髓病学

（美）伯特兰·哈亚特（Bertrand Khayat）

（美）纪尧姆·朱尼（Guillaume Jouanny）

著

高学军　主审

王祖华　主译

北方联合出版传媒（集团）股份有限公司

辽宁科学技术出版社

沈 阳

图文编辑

刘 娜 康 鹤 王静雅 纪凤薇 陈彩虹 刘玉卿 张 浩 赵圆媛

图书在版编目（CIP）数据

显微外科牙髓病学 /（美）伯特兰·哈亚特（Bertrand Khayat），（美）纪尧姆·朱尼（Guillaume Jouanny）著；王祖华主译.—沈阳：辽宁科学技术出版社，2023.1

ISBN 978-7-5591-2608-5

Ⅰ.①显… Ⅱ.①伯… ②纪… ③王… Ⅲ.①牙髓病—口腔外科学—显微外科学 Ⅳ.①R781.3

中国版本图书馆CIP数据核字（2022）第135426号

出版发行：辽宁科学技术出版社
　　　　　（地址：沈阳市和平区十一纬路25号　邮编：110003）
印 刷 者：凸版艺彩（东莞）印刷有限公司
经 销 者：各地新华书店
幅面尺寸：210mm×285mm
印　　张：16.25
插　　页：4
字　　数：330千字
出版时间：2023年1月第1版
印刷时间：2023年1月第1次印刷
策划编辑：陈　刚
责任编辑：苏　阳
封面设计：袁　舒
版式设计：袁　舒
责任校对：李　霞

书　　号：ISBN 978-7-5591-2608-5
定　　价：298.00元

投稿热线：024-23280336
邮购热线：024-23280336
E-mail:cyclonechen@126.com
http://www.lnkj.com.cn

审、译者简介 TRANSLATORS

主 审

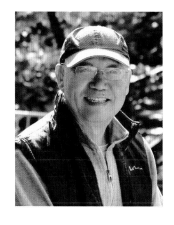

高学军

北京大学口腔医学院主任医师，教授，院务委员会委员。曾任北京大学口腔医学院牙体牙髓科主任和口腔内科学教研室副主任、北京大学医学部第二届学术委员会委员，中华口腔医学会第四届牙体牙髓病学专业委员会主任委员、中国牙病防治基金会第五届理事会理事长。承担牙体牙髓病学领域的医疗、教学与科研任务。主要研究方向包括龋病发病机制、牙发育与矿化、牙髓病治疗和牙体缺损粘接修复等。主持完成15项国家及省部级的科研项目。研究成果（第一完成人）获教育部科技进步二等奖1项、北京市科技进步二等奖1项、中华医学科技进步三等奖1项。主编专著3部（《现代口腔内科学诊疗手册》《牙体牙髓病学》《临床龋病学》），参编专著12部（含英文1部）。在国内外重要学术期刊以第一作者和责任作者发表论文146篇，其中SCI收录64篇。担任国内外6本学术期刊的审稿和编辑工作。在全国范围内主持制定和修订了4个口腔临床专业的技术指南和专家共识。曾获北京大学"十佳教师""全国医药卫生系统先进个人""全国第二届白求恩式好医师"等荣誉称号。

主 译

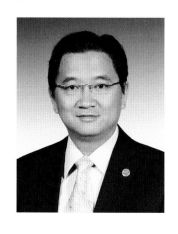

王祖华

医学博士，北京大学口腔医学院牙体牙髓科主任医师、副教授。中华口腔医学会显微根管治疗技术首席推广专家。美国加州大学洛杉矶分校牙科学院访问学者。2011年在美国宾夕法尼亚大学牙科学院接受显微牙髓外科手术培训。2016年至今已主办国家级继续教育学习班"显微根尖手术的理论与实践"10期。在显微牙髓外科领域具有丰富的临床和教学经验。

副主译

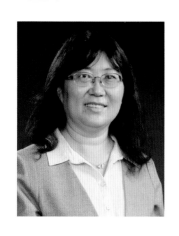

郑春艳

医学博士，北京大学口腔医学院牙体牙髓科副主任医师。中国香港菲腊牙科学院、荷兰阿姆斯特丹ACTA牙科中心访问学者。2011年在美国宾夕法尼亚大学牙科学院接受显微牙髓外科手术培训。国家级继续教育学习班"显微根尖手术的理论与实践"讲师。擅长显微根管治疗及显微根尖手术。

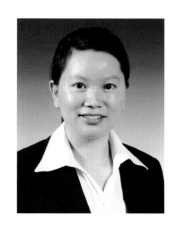

邹晓英

医学博士，北京大学口腔医学院牙体牙髓科副主任医师、副教授、硕士研究生导师。曾赴美国波士顿大学牙科学院进行博士后工作。国家级继续教育学习班"显微根尖手术的理论与实践"讲师。主要从事牙体牙髓病学的临床、教学和科研工作。

审、译者名单 EDITORIAL COMMITTEE

主　审

高学军

主　译

王祖华

副主译

郑春艳　邹晓英

译　者

（按姓氏笔画排序）

于　鹏　王祖华　朱文昊　刘思毅

邹晓英　陈晓播　郑春艳　宫玮玉

袁重阳　聂　杰　雍　飚

中文版序言 FOREWORD

"根尖手术"在传统的牙髓病治疗学中作为保存患牙的最后一个程序，见之于牙髓病学的教科书和临床实践中。近二三十年，随着手术显微镜及最新外科学理论的引进与运用，这项技术得到深入发展和广泛的临床应用，并且取得了越来越好的临床效果。

显微外科的发展促进了牙髓病治疗理论和技术的创新，造就了掌握显微技术的新一代牙髓病学专家。本书集中了牙髓病学专家的智慧，体现了新时代牙髓病学的发展与进步。

英文版原书名为《Microsurgical Endodontics》，中文翻译版书名为《显微外科牙髓病学》，旨在强调技术的系统性和专业性。全书共12章，前6章讲述的是基本理论和知识，包括手术的适应证和禁忌证、术前的准备和各种基础工作，甚至还包括了与术者和患者健康密切相关的人体工程学知识，并且充满了人文的关怀。后6章详细解读了手术的步骤和预后保障，内容丰富、细致。全书文字不多，但叙述准确、到位、适用。同时，本书用精美的临床病例和实操图片说明临床问题，简洁、易懂、可学，是一本很有价值并且很适用的临床参考书。

本书的著者是学习与工作在美国的新一代国外牙髓病学专家，译者则是具有国外培训经历的北京大学口腔医学院的新一代牙髓病学专家。著者和译者的专业起点相同、奋斗目标相同、专业水准旗鼓相当，确保了中文译著与原著在专业技术的阐述和理论观点上的高度一致，有益于中文读者的理解和接受。

期望以这本中文译著的出版发行作为一个起点，进一步促进我国牙髓病学的发展和进步。也期待不久的将来，这些参与翻译的专家有属于自己的著作!

高学军

北京大学口腔医学院

牙体牙髓病学教授

2022年6月于北京

序言 FOREWORD

显微牙髓外科手术（也称为显微根尖手术）目前已经成为一种成熟的治疗选择，用以保存根管治疗后仍然存在感染的患牙。过去20年中，在病例选择、治疗计划（CBCT）、外科器械设备材料（显微镜、内镜、超声工作尖、止血剂）以及高度生物相容性的根尖充填材料（MTA、生物陶瓷）等方面取得的重大进展，推动了牙髓治疗学科的发展。换句话说，牙髓病学现在已有了一名强大的"外科手术成员"，与牙髓再治疗或拔除患牙相比，手术必须被视为一种重要的治疗选择。

感谢著者伯特兰·哈亚特（Bertrand Khayat）和纪尧姆·朱尼（Guillaume Jouanny）撰写本书，并评述上述提到的现代显微牙髓外科手术的诸多方面。两位著者作为经验丰富的临床医生，拥有熟练的外科技巧，同时也是在牙髓外科领域具有很高的知名度且被高度认可的讲师。本书以简洁的方式教授了牙髓外科手术的各个步骤。文字准确、患者评估描述清晰、手术操作步骤中加入了精美的临床图片和图解。此外，读者可采用AR的方式访问视频，对所呈现的材料进行理解并实现可视化，这是一种非常好的学习方式！

希望本书会让那些想要获得或提高牙髓外科手术知识的牙科医学生、全科医生和牙髓专科医生有所收获。通过本书的学习，将有助于牙医在临床工作中对患者天然牙的存留，并维护患者的口腔健康。

Thomas von Arx

医学博士，牙医学博士，副教授

瑞士伯尔尼大学牙科学院口腔外科及口腔科

前言 PREFACE

牙髓治疗的目标是预防和治疗根尖周炎。根尖周炎是由根管内微生物引起的根尖周组织炎症反应。牙髓治疗的目的是尽可能地消除这些微生物并防止其进展。牙髓外科手术旨在实现相同的目标，从这个意义上讲，它本身就是一种牙髓治疗。

面对初次治疗后，牙髓病源仍持续存在的情况，可采用以下几种方法：拔除患牙、传统正向根管再治疗或牙髓外科手术。传统的观点认为，无论临床情况如何，总是应优先选择进行再治疗。这是因为牙髓外科手术是一种结果不可预测的治疗方式，且代表了最后的治疗选择。

近年来，人们的观点发生了转变。随着仪器、技术和材料等的发展，牙髓外科手术的成功率已显著提高，其成功率与传统牙髓治疗的成功率相当。在良好适应证的条件下，牙髓外科手术已成为一种可靠的选择。在牙髓病源持续存在的情况下，现在必须考虑将牙髓外科手术作为一种可靠且保守的治疗方案，提供给我们的患者，而不再是仅仅考虑常规的再治疗或拔除患牙。

致谢 ACKNOWLEDGEMENTS

衷心感谢我的合著者纪尧姆·朱尼（Guillaume Jouanny）博士，感谢他的热忱、他的专业技能，以及他对这一领域的卓越认知。他让本书这个项目得以实施，使得在晚上的工作和周末的工作成为不仅限于牙髓病学的交流和分享时刻。

感谢我的导师Gerald Harrington博士。他的专业知识、孜孜不倦的卓越追求以及对患者的关怀，影响了我对专业的态度。我很幸运能从他的教导中受益。

感谢Syngcuk Kim博士，他是业内无可争议的先驱者，奠定了显微牙髓外科手术的基础。

感谢我的兄弟Philippe Khayat博士，我会与他分享我临床工作中的快乐，他也一直支持我。他在牙科方面惊人的才能一直是我的榜样。

本书中介绍的所有手术都是在我的助手Chantal Devillars和Olfa Assadi的帮助下完成的。必须感谢他们的技术和奉献精神；他们给我提供了很大的帮助。

最后，我把这本书献给我的妻子Susie，感谢她不断给予我的支持和鼓励。还要感谢我的孩子Adrien和Cléophée，感谢他们默默对我的支持。

——伯特兰·哈亚特（Bertrand Khayat）

我对牙髓病学的兴趣始于伯特兰·哈亚特（Bertrand Khayat）博士的诊室。我从大学本科开始就观摩他如何治疗患者。他把我带到他的"门下"，耐心地教导我有关牙髓病学的知识。我和他一起发现了牙髓外科手术的美妙之处，并将该项技术应用于患者的治疗。10年之后，我们共同工作了很长时间，作为本书的合著者，于我而言是一种荣幸和巨大的成就。牙髓外科手术已成为我日常临床工作的一部分。我要感谢他的指导、奉献精神和源源不断的灵感以及永不停歇的奋斗精神。

感谢牙科领域中我的老师和榜样：

感谢Franck Decup博士，引领我学习牙科知识，让我在显微镜下迈出我的第一步，感谢他的耐心、对教学的奉献和友谊。

感谢Gil Tirlet博士，感谢他对牙科的热情、对卓越的追求，以及对培养下一代牙医的热心投入。

感谢Syngcuk Kim博士、Kratchman博士、Setzer博士、Karabucak博士、Kohli博士等，我在美国费城时的同期住院医师们，以及美国宾夕法尼亚大学这个大家庭。没有他们的工作和他们在世界各地的教学，牙髓外科手术将没有现在的成就。

感谢Martin Trope博士，感谢他教会我总是要保持质疑的态度。

——纪尧姆·朱尼（Guillaume Jouanny）

AR视频 AUGMENTED REALITY IN THIS BOOK

本书以AR视频为特色，可以从智能手机或平板电脑上免费下载。
著者为您精心挑选的这些视频，您可轻松、可靠、快速并可离线浏览，
丰富您的阅读体验。

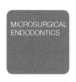

下载应用程序

苹果系统（iOS）使用App Store或安卓系统（Android）使用
Google Play下载"Microsurgical Endodontics"应用。

定位照片位置

带有AR视频的照片在第39页图3-6、第62页图4-10、第116页图7-10与图7-11、
第121页图7-16、第140页图8-2、第141页图8-3b、第157页图8-29b、第176页
图9-24、第191页图10-9、第193页图10-19a、第209页图11-13和第210页图11-
16a。

观看方法

使用智能手机或平板
电脑中的应用程序对
准照片，播放相应的
视频。

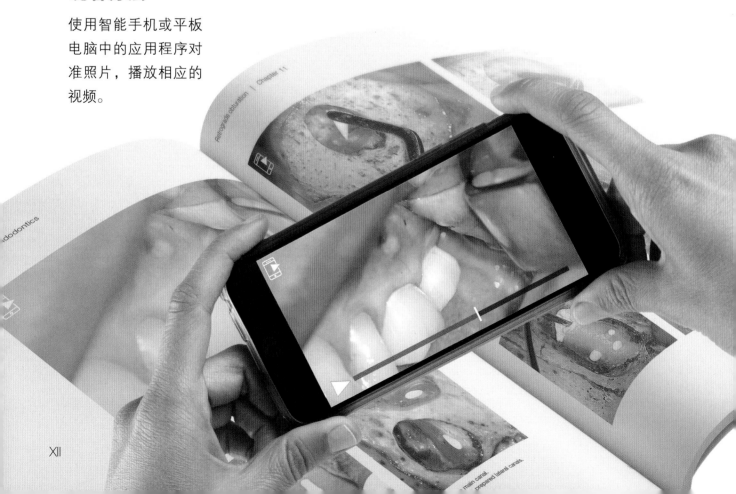

目录 CONTENTS

细目录 DETAILED CONTENTS

第1章 适应证
Indications

根尖周炎是一种动态变化的疾病，在牙髓治疗后牙齿的根尖周存在X线透射影可能并不总是疾病活动的表现。

已有研究表明，牙髓来源病变可能需要长达4年才能愈合[1]。应该记住的是：影像学检查提供的是特定时间点根尖周牙槽骨的情况。

如果可以，与既往的影像学图像进行对比分析将显示病变是否正在消退、是否正在愈合，或者是否正在进展并且处于活动阶段。当在X线片上发现牙髓来源病变时，临床检查和现病史将为决策提供必需的补充信息。

Ⅰ. 根管治疗/再治疗满意，仍存在根尖周病变

根管治疗的质量通常通过X线片来评估。所有根管均被充填至根尖，通常被认为是令人满意的结果。作为补充的锥形束计算机断层扫描（CBCT）可以观察到所有的根管，甚至是那些通过根尖片难以观察到的根管，如上颌磨牙的近中颊第二根管。

根管充填应致密均匀，依循原始根管的走行，并且停止在根尖区，距离影像学根尖0～2mm（图1-1）。根管充填的质量提供了有关根管成形质量的信息，但是没有提供关于根管消毒质量的任何信息。

根管充填的质量和冠部封闭的质量是决定牙髓治疗成功的两个要素[2]。冠部修复体的质量提供了冠部封闭质量的信息。临床上使用＃17探针进行评估，并通过咬合翼片进行影像学检查。如果修复体有缺陷，则根管可能已被再次感染，治疗效果将受到影响。

看似令人满意的根管治疗后，病变却无法愈合的原因有如下几个。

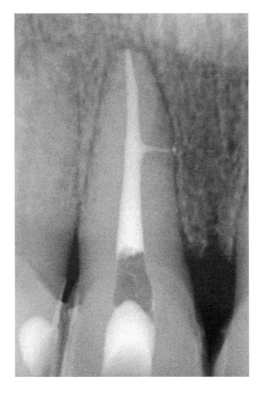

图1-1　右上中切牙令人满意的根管充填：致密、均匀、走行一致，且到达工作长度。

A. 常规根管治疗的局限

自1928年Hess的研究以来，人们已经知道根管内部的解剖不是一个简单的根管。相反，它由根管网络组成，存在交通支、峡部和侧支根管，尤其是在根尖1/3。一些研究表明，在正向根管治疗的过程中，大比例的牙根内表面没有得到处理[3]。这是因为事实上大多数根管都是椭圆形横截面，用横截面为圆形的器械很难清理到整个根管（图1-2）。

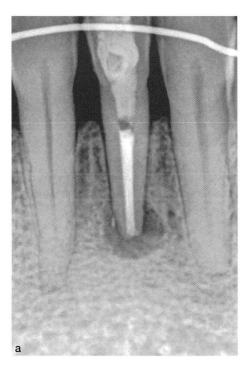

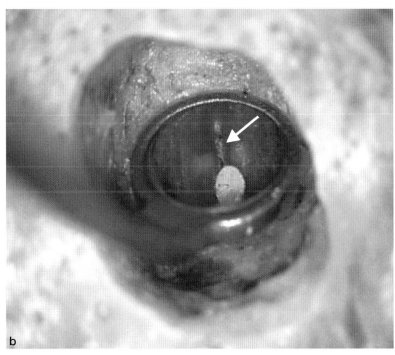

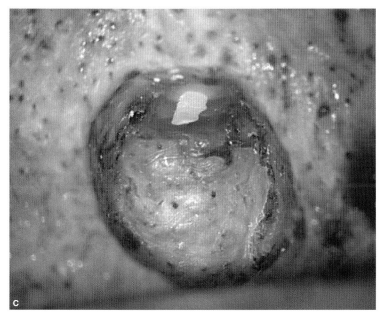

图1-2 （a）右下中切牙1年前用常规方法做过再治疗，病变没有愈合，需要进行手术。（b）根尖切除后的牙根截面显示为扁平的带状根管，不可能通过常规的方法得到清理。（c）倒预备和倒充填后的根尖。

根管治疗失败病例的组织学和显微观察研究[4]表明，这些区域存在菌斑生物膜，且常规根管预备无法到达。我们现在知道，大多数根管治疗失败与无法清除该区域生物膜有关。

B. 根外感染

对于某些病例，细菌或真菌可在根尖外表面上生长。据报道，在根尖外表面存在类似牙结石沉积的结构[5]。

因此，传统的正向根管再治疗过程是无法触及这些微生物的，手术去除病变组织以及患牙的根尖区是实现根尖周组织愈合的唯一途径[6]（图1-3）。

图1-3 （a）左上侧切牙持续性根尖周病变。（b）手术切除病灶，标本进行组织病理学分析。（c）组织病理学分析显示存在根外感染，可见典型的放线菌菌落。

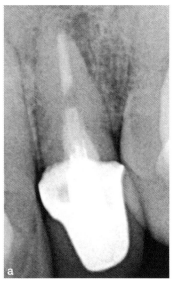
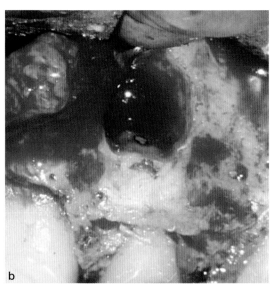
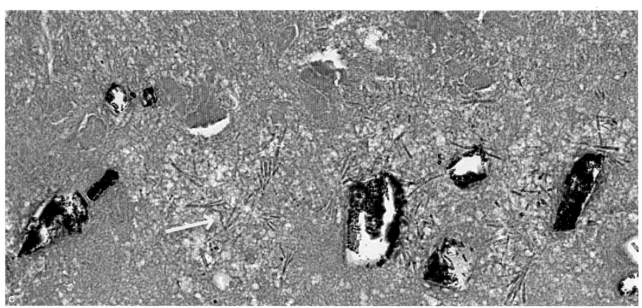

C. 囊性病变

影像学检查无法确定牙髓来源病变的组织学性质[7]。它可能是肉芽肿也可能是囊性病变，囊性病变有上皮衬里。囊肿有两种形式：真性囊肿，上皮完整包裹了病灶，病变不与根管交通；袋状囊肿，病变周围存在上皮，但病变与根管之间存在交通（图1-4）。袋状囊肿通过常规治疗或再治疗具有更好的预后。相反，真性囊肿因为根管感染与囊腔无交通，可能不会对常规的牙髓治疗或再治疗产生积极的反应。

据估计，囊肿占根尖周病变的15%[7]。当良好的根管再治疗无法使病变愈合时，病变可能是真性囊肿，因此手术是必要的。

一般而言，当根管治疗（首次或再次）在影像学上符合要求且冠部修复在临床上令人满意，但是根尖周病变不愈合时（图1-5），应考虑手术。

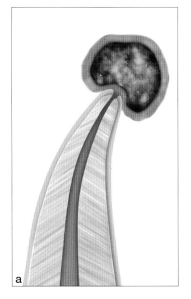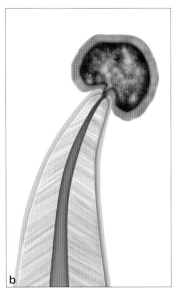

图1-4 （a）真性囊肿：病变通过上皮与根管隔开。（b）袋状囊肿：病变与根管相通。

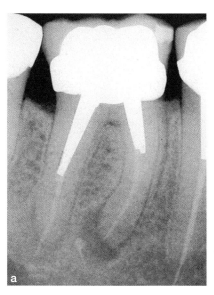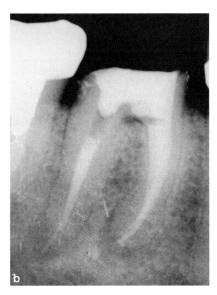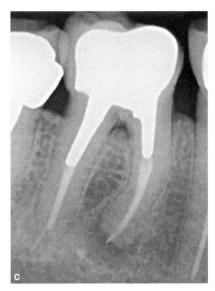

图1-5 （a）右下第一磨牙根尖周病变。（b）常规根管再治疗后的术后X线片。（c）1年后的影像学检查显示近中根病变无愈合迹象，应考虑手术。

Ⅱ. 根管治疗/再治疗不满意，并存在根尖周病变

在首次根管治疗期间，可能在治疗过程中出现问题，造成无法达到根管的全长。在根管再治疗期间这些错误更容易发生。去除旧充填物、消除既往治疗的缺陷，可能导致盲目的，甚至是危险的治疗。最后，去除桩核以进入根管系统会降低患牙的预后。

图1-6 （a）右下第一前磨牙的牙髓来源病变。（b）CBCT的水平截面显示C形根管。（c）根管倒预备和倒充填后的C形根管根尖截面。（d）术后X线片。（e）1年后愈合。

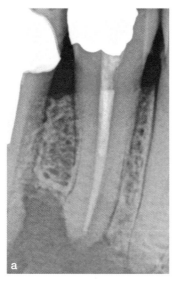

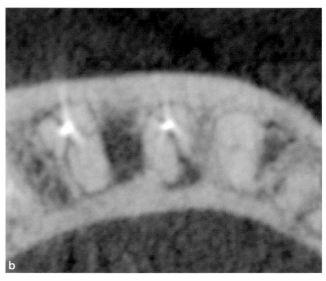

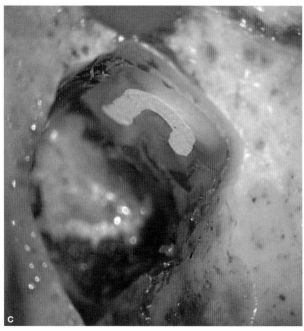

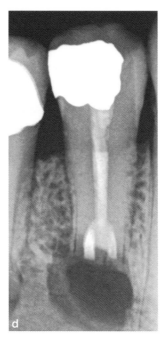

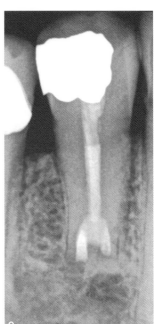

A. 无法再治疗

由于解剖结构的复杂性，有时候不能疏通根管的根尖部分。对于C形根管来说尤其如此（图1-6）。当既往的治疗由于在根尖部分存在C形根管而失败时，手术是理想的解决方案，因为它是唯一可以治疗整个根管系统的技术。

B. 操作缺陷导致再治疗的预后不确定

根据术前情况分析根管再治疗成功率的研究表明[8]，当存在病变时，治疗时维持根管初始形态的病例，成功率为83.8%。然而，当根管的初始形态发生改变时，成功率降低至40.0%。因此，在考虑再治疗之前，必须仔细分析术前情况，因为预后取决于此。

1. 根管穿孔

根管穿孔是根管系统和牙周组织之间的医源性连通，也可由牙根吸收导致。通过清理、消毒和封闭穿孔的错误通路，达到最佳的封闭效果，实现穿孔的处理。

穿孔牙齿预后总是要比没有任何穿孔的牙齿差[9]。可用一些标准来评估穿孔患牙的预后。

当存在与穿孔关联的病变时，正向根管治疗的成功率远低于没有病变时的成功率。如果穿孔位于根管弯曲水平，正向根管治疗很难找到根管的原始路径，器械总是走向穿孔的路径。在这种情况下，必须考虑手术治疗（图1-7）。当填充材料已从穿孔处超出，正向再治疗是禁忌，应该采用手术方法（图1-8）。

2. 器械分离

器械分离是正向根管治疗的并发症之一。无论根管内的分离器械是由镍钛还是由不锈钢制成的，都会妨碍根管系统的机械预备和消毒。正向根管治疗的处理方法是取出分离器械或旁路通过。其目的是到达分离器械的根方，从而进行根管清理。如果这一目的可以达到，治疗的成功率与没有器械分离的情况相同[10]。如果分离器械位于弯曲下段，即便是可能的，通常也很难取出或绕过它。由于根管的根尖段未得到清理，应考虑手术（图1-9）。

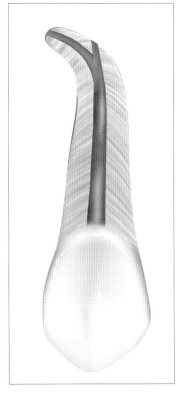

图1-7 根管穿孔若位于弯曲段，常规再治疗效果不确定时，应考虑手术。

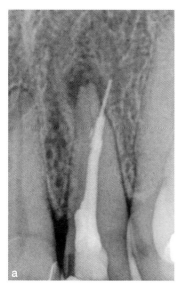

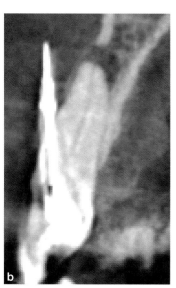

3. 台阶

台阶是在根管成形过程中形成的，会妨碍器械深入的一个小阶梯[11]。若无法重新成功获得根管的原始根尖通路，则具备牙髓外科手术的指征（图1-10）。

C. 根管入路困难

最初，只有在进入根管特别困难的情况下才需要进行手术。因为在这种情况下，去除修复体的潜在损害会降低患牙保留的可能。

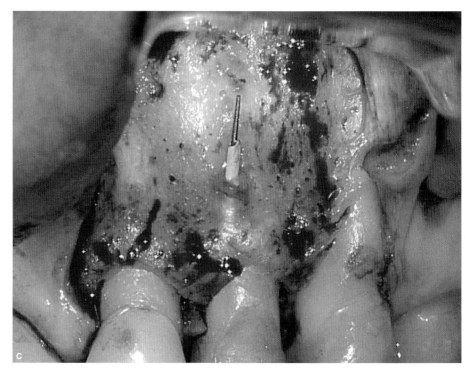

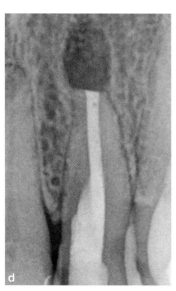

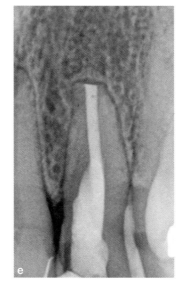

图1-8 （a）左上侧切牙根尖处的病变，以及从根中1/3和根尖1/3交界处穿孔超出的根充材料。（b）CBCT显示侧穿实际上位于冠状面，填充材料位于牙齿唇侧外表面并延伸超过10mm。（c）翻瓣后可见载核根充物。（d）手术后载核已被取出，穿孔处以及根管的全部剩余部分完全通过牙髓外科手术进行治疗。（e）1年后完全愈合。

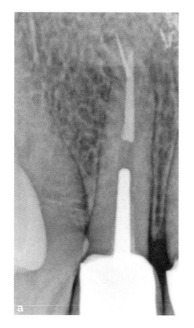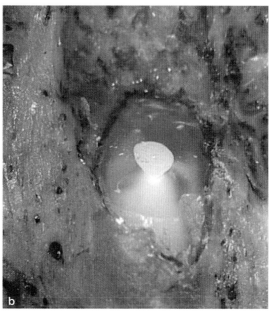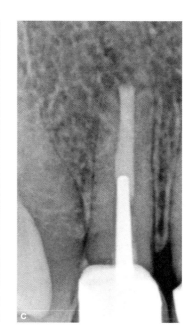

图1-9 （a）右上侧切牙根尖处存在器械分离。（b）根尖切除和根管倒充填后的术中视角。（c）病变在1年后完全愈合，根管的所有剩余部分都进行了倒预备并且被充填至桩的位置。

这类适应证至今仍是最常见的手术指征之一，并且鉴于现代牙髓外科手术的成功率非常高，因此可作为首选方案提出。手术治疗能够可靠地处理牙髓来源的病变，而且不必去除修复体并因此避免了相关的风险，这使得手术治疗成为一种非常保守的解决方案。

1. 多单位冠桥修复体

大跨度桥的基牙接受过根管治疗且有根尖周病变，这是一个棘手的情况。通过冠修复体进行正向再治疗，尤其是当基牙中存在桩时，总是具有风险。有多颗基牙修复体的去除也存在风险（折裂、基牙的丧失导致新修复体的制作困难），同时患者的治疗成本也较高。在这种情况下，牙髓外科手术可以局部且非常保守地进行干预[12]。

在某些情况下，冠修复体的边缘适应性并不理想。然而，当涉及非常大的修复体时，有必要评估手术与去除修复体和再修复之间的成本/收益/风险比。

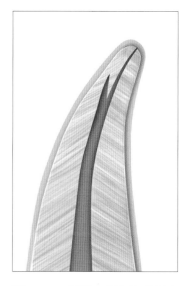

图1-10 根管内台阶妨碍根尖部分的根管预备，但尚未侧穿。

在征得患者同意后，有时选择接受原始冠部修复体的质量，避免去除修复体带来的风险和并发症，则更为明智（图1-11）。

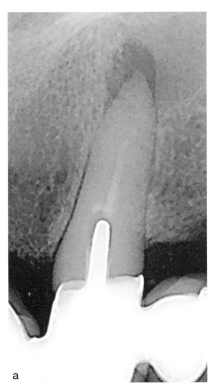

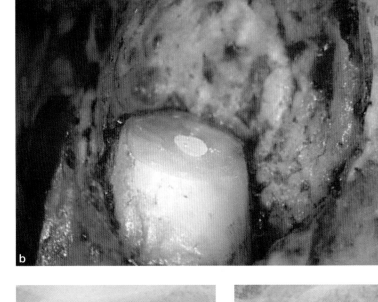

图1-11 （a）全口冠桥的左上尖牙基牙出现牙髓来源病变。（b）根尖切除和根管倒充填后的术中视角。（c）根管倒预备和充填至桩的水平。（d）1年后完全愈合。

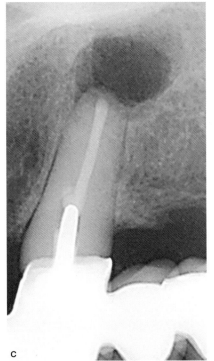

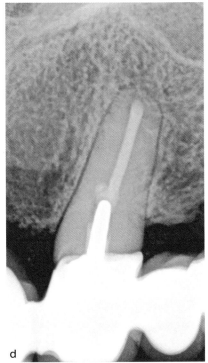

2. 桩核修复体

当在具有桩核冠的牙齿上发现病变时，可以有两种选择：正向根管再治疗或牙髓外科手术。该决定取决于冠部修复体的质量（图1-12）。

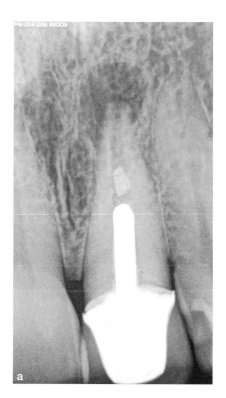
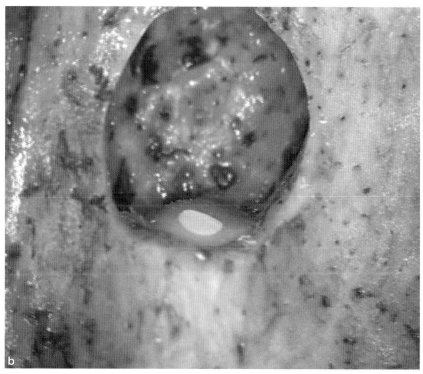
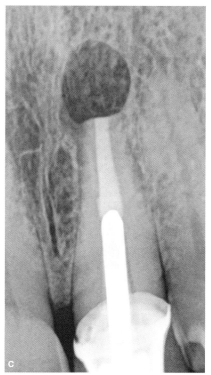
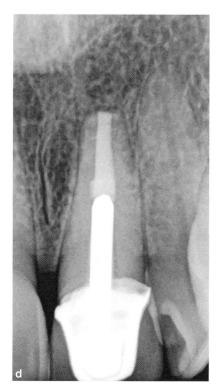

图1-12 （a）左上中切牙牙髓来源病变，牙冠和桩核修复体尚可。（b）根尖切除和根管倒充填后的术中视角。（c）根管清理和充填至桩核的末端。（d）1年后完全愈合。

　　如果冠部修复体在临床上是可接受的，且无牙髓外科手术禁忌证，则可选择手术。因为新的超声工作尖可以预备整个剩余的根管（从切除的根

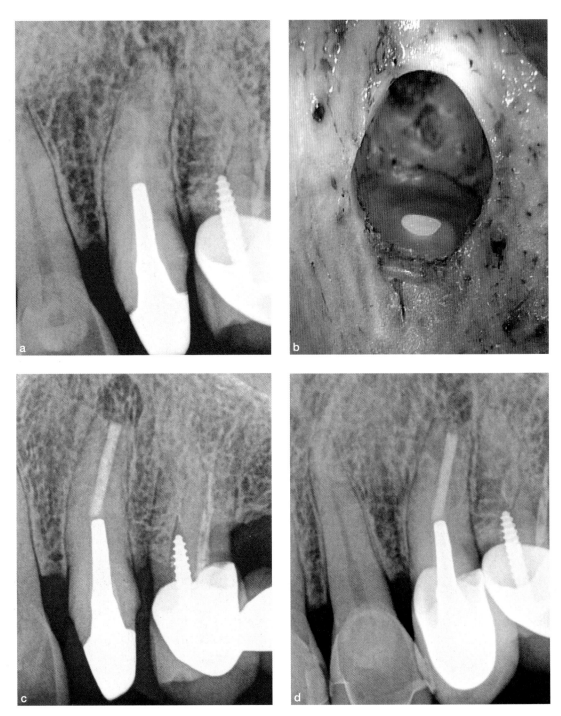

图1-13　（a）左上尖牙牙髓来源病变，存在长而粗的铸造桩核。牙冠已经被去除，但铸造桩核适合性好，去除它可能对牙根造成破坏。（b）根尖切除和根管倒充填后的术中视角。（c）根管的其余部分通过牙髓外科手术治疗。（d）1年后完全愈合。随后进行了冠修复。

尖部分到桩的最根方）。在这种情况下，牙髓外科手术类似于传统的再治疗，但是从根方进行。

当冠部修复体不可接受时，可以考虑去除修复体和正向再治疗。

然而，一些牙齿存在铸造桩核，或非常大且长的桩，去除它们可能具有潜在的破坏性和风险[13]。手术干预以避免去除桩核的并发症，是最保守的选择。冠部修体复可以在之后进行替换，而不需要更换冠-根修复体（即桩核）（图1-13）。

Ⅲ. 既往手术失败

一些患者已经接受过手术但仍有症状。在这种情况下，应分析失败的原因。如果先前的手术是不完善的，或是使用陈旧的技术进行的，则应使用与常规再治疗相同的决策过程。

如果既往的手术是使用现代技术进行的，那么医生可以决定再次手术或拔除患牙。正如在初次根管治疗不完善时可以做根管再治疗一样，如果认为之前的手术不适当，可以考虑再手术。

A. 不完善的手术

牙髓外科手术是一种可靠的、技术上可行的手术，如果按照严格的技术和流程进行，成功率很高。正如我们将在以下章节中看到的那样，每个控制不佳的步骤都可能导致失败。对于不完善的手术，有必要使用最新的方案再次手术，消除既往手术期间发生的任何潜在问题（图1-14）。

图1-14 （a）左上第二前磨牙之前已经接受过手术。（b）CBCT的颊舌向截面显示了根尖的切除不完全。（c）根尖切除和根管倒充填后的术中视角。（d）再次手术后的X线片。

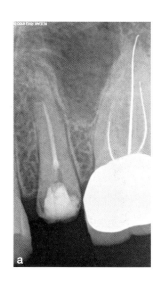
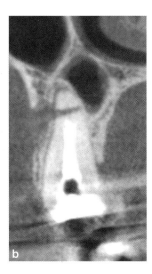
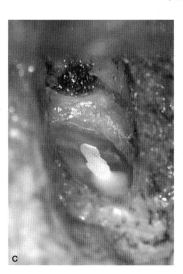
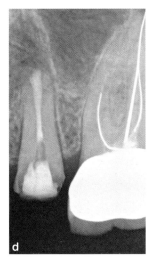

B. 传统手术后未愈合

传统根尖手术在没有视觉辅助设备的情况下进行，使用球形钻针进行根尖处的预备，用银汞合金进行倒充填，成功率约为60%[14]。如果病变持续存在，应该优先考虑再次手术。既往的根尖切除和倒充填已经破坏了根尖区的结构，妨碍了正向再治疗的成功。已经有研究表明，如果用目前的新技术[15]再次进行手术，其成功率可与首次手术的成功率相同[15]（图1-15）。

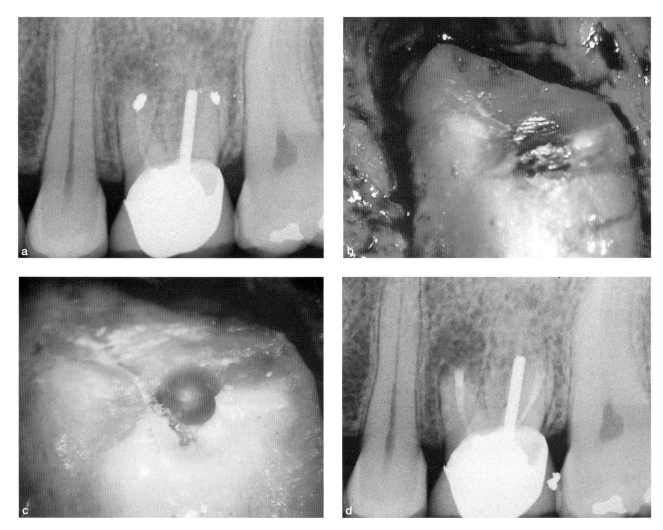

图1-15 （a）左上第一磨牙既往手术采用球形钻针，并且进行了银汞合金倒充填。（b）临床可见近中颊根根尖的旧银汞合金充填物。（c）之前的备洞不在根管中心，无法保证根尖处封闭。（d）术后X线片显示颊侧根管的充填物。

C. 现代手术后未愈合

当采用最新技术进行手术，但病变仍持续存在，且影像学分析显示之前的治疗流程中不存在错误时，可考虑拔除患牙或再次进行手术。在这种情况下，牙根将被多切除一部分，可能会发现未经处理的根管解剖结构。倒预备深度增加可优化根管消毒的效果。

Ⅳ. 手术治疗作为首选的治疗方法：逆向根管治疗

牙髓外科手术本质上是一种牙髓治疗。其目的是治愈根尖周病变，目前的技术允许在没有冠方入路的条件下通过根尖入路治疗整个根管。这种方法已被证明是一种成功的逆向根管再治疗[16]。虽然这一方法总是适用于接受过牙髓治疗的牙齿，但在一些特殊情况下手术治疗可能会成为首选治疗方法。

A. 钙化根管

在受过外伤后，牙髓有可能保持活力，但是发生了钙化。这种被称为根管闭锁的现象发生率为4%～24%[17]。这其中仅有7%～27%的病例会发生牙髓坏死和根尖周病变。

一般来说，钙化的进程是从冠方到根方的。钙化根管对于传统治疗方法来说是一种技术挑战。根管口的位置非常靠根方，探查根管口要求特别精细，并且存在侧穿的风险。根管口的定位只能通过显微镜和显微器械完成。这种探查需要去除冠方1/3的大量牙本质。即使经过适当的治疗，这种牙齿也会变得很脆弱，其存留率会降低。在这种情况下，牙髓外科手术是最保守的解决方案，牙齿不会因制备开髓洞型或者探查根管口而被削弱。根管的根尖部分直径最大，容易疏通。因为根管能被彻底清理、成形和充填，所以成功率非常高（图1-16），并且牙齿的机械强度得以保持。

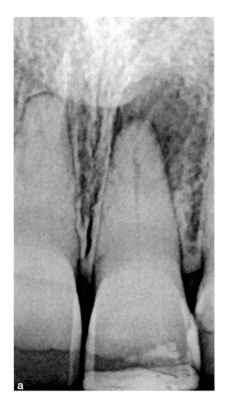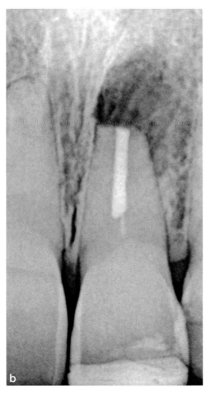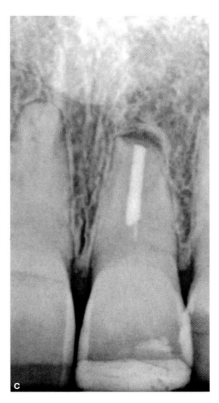

图1-16　（a）左上中切牙外伤后出现根管闭锁和牙髓来源的病变。（b）治疗方案是完全通过牙髓外科手术。无入口洞型的制备，可保留冠部原始的机械抗力。（c）1年后愈合。

B. 牙中牙

　　牙内陷或牙中牙，是在牙齿发育过程中，因为成釉器不同深度的部分内陷而造成的一种发育异常。最常累及的患牙为上颌侧切牙。通常未与牙髓直接相通。

　　此类患牙的治疗始终要求十分精细。需要进行术前分析，三维成像技术的使用也必不可少[18]。在某些病例中，常规方法会特别复杂甚至不可行。相反，手术的方式更简单，可以在实现根尖入路的同时，保留冠部牙本质和牙釉质（图1-17）。还保留了牙齿的结构和原始机械强度。

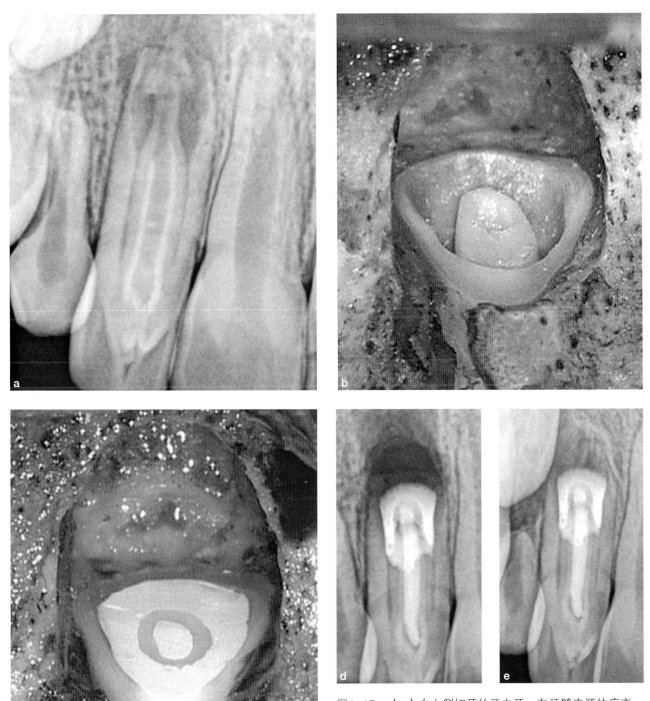

图1-17 （a）右上侧切牙的牙中牙，有牙髓来源的病变。（b）可见2个根之间和根内空间的预备。（c）对预备后区域进行倒充填。（d）X线片显示的预备及充填情况。（e）1年后完全愈合。

C. 年轻恒牙

牙髓坏死且有根尖周病变的年轻恒牙可以通过不同的方式治疗。在牙齿发育程度很低、牙根发育很少且根管壁很薄的情况下，治疗选择仍然应是血运重建。在牙根几乎发育到其既定长度并且根管壁有足够厚度的情况下，通常的解决方案是根尖诱导成形术[19]。

牙髓坏死但未发育完全牙齿的血运重建具有双重目的，即牙髓来源病变的愈合，在根管内引导生活组织的形成，以达到根管壁增厚和根尖闭合的目的。关于这种技术实现第二个目的的可靠性似乎并未在最近的文献中

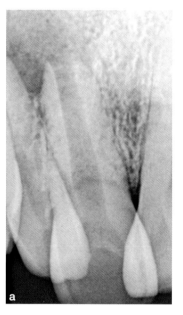
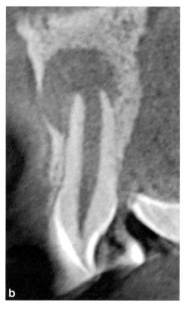
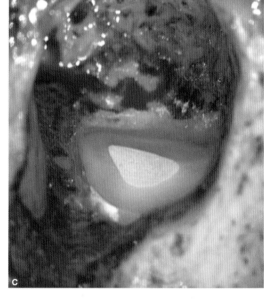

图1-18 （a）未发育完全的右上中切牙外伤后出现牙髓来源病变，临床冠完整。（b）CBCT的唇腭侧断面评估根管壁的长度和厚度。（c）根尖切除和根管倒充填后的术中视角。（d）术后X线片。（e）1年后病变完全愈合。

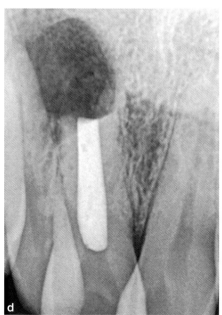
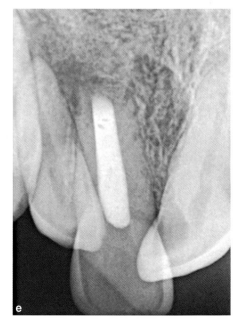

得到一致证实[20]。另外，当根管壁增厚时，通常发生在根管中放置MTA的根方部分。

该根方部分的MTA大多数放置在牙颈部水平，有时放置在更靠近根方的位置。因此，牙颈部的根管壁没有增厚，而这一区域最需要增加强度，以抵抗根折的风险。根尖诱导成形术有显著的成功率，但在治疗中期显示机械强度较脆弱，4年后牙折发生率较高[21]。

当牙髓坏死的年轻恒牙达到其最终牙根长度的2/3及以上时，可以考虑选择手术。手术的优点是通过根管最宽的孔洞进入根管以避免任何冠方入路并因此保持冠部完整性。此外，完全没有冠方入路确保了最佳的冠部密封（图1-18）。

关键点

在根管治疗后持续存在根尖周病变时，可考虑进行牙髓外科手术。

根管治疗满意，但存在以下问题的病例：

• 根管治疗的内在局限。

• 根外感染。

• 真性囊肿。

根管治疗不满意，但存在以下问题的病例：

• 无法进行正向根管再治疗。

• 穿孔、弯曲下段的器械分离、台阶。

• 多单位冠桥修复体。

• 桩核修复体。

在既往手术中使用了旧的技术且失败的情况下，可以考虑再次行牙髓外科手术。

在钙化根管、牙中牙或牙齿发育不完全的情况下，牙髓外科手术也可以作为首选的治疗方案，而不进行常规根管治疗。

参考文献

[1] Ørstavik D. Time-course and risk analyses of the development and healing of chronic apical periodontitis in man. Int Endod J 1996;29:150–155.

[2] Tronstad L, AsbjÖrnsen K, DÖving L, Pedersen I, Eriksen HM. Influence of coronal restorations on the periapical health of endodontically treated teeth. Endod Dent Traumatol 2000;16:218–221.

[3] Paqué F, Balmer M, Attin T, Peters OA. Preparation of Oval-shaped Root Canals in Mandibular Molars Using Nickel-Titanium Rotary Instruments: A Micro-computed Tomography Study. J Endod 2010;36(4):703–707.

[4] Carr GB, Schwartz RS, Schaudinn C, Gorur A, Costerton JW. Ultrastructural Examination of Failed Molar Retreatment with Secondary Apical Periodontitis: An Examination of Endodontic Biofilms in an Endodontic Retreatment Failure. J Endod 2009;35(9):1303–1309.

[5] Ricucci D, Martorano M, Bate AL, Pascon EA. Calculus-like deposit on the apical external root surface of teeth with post-treatment apical periodontitis: report of two cases. Int Endod J 2005;38:262–271.

[6] Ricucci D, Siqueira Jr, JF, Lopes WSP, Vieira AR, Roças IN. Extraradicular Infection as the Cause of Persistent Symptoms: A Case Series. J Endod 2015;41(2):265–273.

[7] Nair PNR, Pajarola G, Schroeder HE, DMD. Types and incidence of human periapical lesions obtained with extracted teeth. Oral Surg Oral O O 1996;81(1):93–102.

[8] Gorni FGM, Gagliani MM. The Outcome of Endodontic Retreatment: A 2-yr Follow-up. J Endod 2004;30(1):1–4.

[9] Siew K, Lee AH, Cheung GS. Treatment outcome of repaired root perforation: a systematic review and meta-analysis. J Endod. 2015;41:1795–1804.

[10]Spili P, Parashos P, Messer HH: The impact of instrument fracture on outcome of endodontic treatment, J Endod 31:845, 2005.

[11]Jafarzadeh H, Abbott PV: Ledge formation: review of a great challenge in endodontics, J Endod 33:1155, 2007.

[12]Stamos DE, Gutmann JL: Survey of endodontic retreatment methods used to remove intraradicular posts, J Endod 19:366, 1993.

[13]Schwartz RS, Robbins JW: Post placement and restoration of endodontically treated teeth: a literature review, J Endod 30:289, 2004.

[14]Setzer FC, Shah SB, Kohli MR, Karabucak B, Kim S. Outcome of Endodontic Surgery: A Meta-analysis of the Literature–Part 1: Comparison of Traditional Root-end Surgery and Endodontic Microsurgery. J Endod 36:(11);165–175.

[15]Song M, Shin SJ, Kim E. Outcomes of Endodontic Micro-resurgery: A Prospective Clinical Study. J Endod 2011;37(3):316–320.

[16]Jonasson P, Lennholm C, Kvist T. Retrograde root canal treatment: a prospective case series. Int Endod J 2017;Jun50(6):515–521.

[17]McCabe PS, Dummer PM. Pulp canal obliteration: an endodontic diagnosis and treatment challenge. Int Endod J 2012;45:177–197.

[18]Zhu J, Wang X, Fang Y, Von den Hoff JW, Meng L. An update on the diagnosis and treatment of dens invaginatus. Aust Dent J. 2017;62(3):261–275.

[19]Kim SG, Malek M, Sigurdsson A, Lin LM, Kahler B. Regenerative endodontics: a comprehensive review. Int Endod J. 2018;51(12):1367–1388.

[20]Nagata JY, Gomes BP, Rocha Lima TF, et al. Traumatized immature teeth treated with 2 protocols of pulp revascularization. J Endod. 2014;40:606–612.

[21]Cvek M. Prognosis of luxated non-vital maxillary incisors treated with calcium hydroxide and filled with gutta-percha. A retrospective clinical study. Endod Dent Traumatol 1992;8(2):45–55.

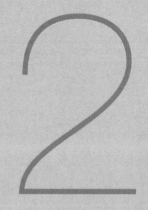

第2章 禁忌证
Contraindications

随着医疗条件的改善和患者预期寿命的延长，临床上经常会遇到正在接受多种药物治疗的老年患者，他们可能患有不适于进行牙髓外科手术的疾病。因此，了解不应进行手术的医疗限制非常重要。

在本章中，所有药物都将根据国际非专利药品名称（INN）进行引用，这些药物在每个国家都有其特定的商业名称，很容易查找。

除医学禁忌证外，在检查预约期间还需要考虑到一些与患牙解剖结构或牙周状况相关的限制因素。

Ⅰ. 医学禁忌证

A. 与感染风险有关的禁忌证

除了与感染性心内膜炎相关的风险外，几乎没有与感染风险相关的绝对禁忌证。许多病理变化可能会诱导免疫抑制[1]。但是，尚不知道会明显增加感染风险的阈值。必须在多方会诊讨论后，才能确定是否将患者视为免疫抑制患者，参与会诊的医生一方面要包括牙医或口腔颌面外科医生，另一方面要包括所有相关的内科医生。最终，依据患者的易感性和病例的严重程度做出决定。

1. 有感染性心内膜炎风险的患者

感染性心内膜炎（IE）是心脏或心脏瓣膜内皮表面的微生物感染，最常发生于先天性或获得性心脏缺陷的病例。

2017年，美国心脏协会（American Heart Association，AHA）和美国心脏病学会（American College of Cardiology，ACC）针对以往发布的《关于瓣膜性心脏病治疗指南》的重点进行了更新[2]。具有以下情况的患者被定义为有更高的IE风险：

- 人工心脏瓣膜，包括经导管植入的假体和同种异体移植物。
- 用于瓣膜修复的假体材料，如瓣环成形术使用的环和索。
- 以前曾患IE。
- 未修复的发绀型先天性心脏病或修复后的先天性心脏病，在假体装置处或附近存在残余分流或瓣膜反流。
- 由于瓣膜结构异常而导致心脏瓣膜反流的心脏移植。

对于此类患者绝对禁止进行牙髓外科手术，以免损害他们的整体健康。

2. 免疫抑制患者

免疫抑制有多种原因。患者可以由于病理［癌症、获得性免疫缺陷综合征即艾滋病（AIDS）、未控制的糖尿病等］或药物治疗（移植患者[3]、自身免疫性疾病、长期糖皮质激素治疗等）而受到免疫抑制。

在牙科诊所最常遇到的免疫抑制原因是艾滋病病毒和糖尿病。

艾滋病病毒感染患者

当计划对艾滋病病毒感染患者进行牙髓外科手术时，应注意可能出现明显的免疫抑制、中性粒细胞减少或血小板减少的可能性。

> 对无症状的艾滋病病毒感染患者在进行牙科治疗与为其他患者提供的牙科治疗没有区别[4]。

但是，建议对CD4+细胞计数低于200/μL和/或中性粒细胞计数低于500/μL[5]的患者进行围术期抗生素治疗。

> 对有症状的艾滋病病毒感染患者在进行牙髓外科手术之前必须咨询相关医生。

糖尿病患者

糖尿病患者在全球超过2.4亿人。2015年，美国成年人口（18岁以上）中有12.2%患有糖尿病（即3020万人）。患有脆性糖尿病或需要高剂量胰岛素（1型糖尿病）的患者可能会增加术后感染的风险。

从理论上讲，感染的风险与空腹血糖水平有关。对于一般外科手术，如果空腹血糖水平低于206mg/dL（2.06g/L），则术后感染的风险不会增加。如果空腹血糖水平为207~229mg/dL（2.07~2.29g/L），则预计风险会增加20%。如果空腹血糖水平高于230mg/dL（2.30g/L），则术后感染的风险会增加80%[6-7]。尽管这些研究主要预测了非牙科手术操作的风险，但牙医也应注意在牙髓外科手术时对患者的血糖控制。

> 当患者糖尿病未控制时，在进行任何手术之前都需要与内科医生联系以控制糖尿病。内科医生应考虑将血糖浓度控制到低于200mg/dL（2g/L），以降低感染的风险。

> 在急症处理时，糖尿病患者被认为有术后感染的风险，手术前应开具围术期抗生素治疗的处方。

> 血糖控制正常的患者，如果未使用抗生素而患者出现感染症状，应进行适当的全身抗生素治疗。

接受TNF-α拮抗剂治疗的患者

TNF-α拮抗剂可用于自身免疫和可用于自身免疫和炎性疾病（如类风湿关节炎、脊柱关节炎、克罗恩病或牛皮癣）患者的治疗。

这些患者通常采用多药联合治疗，因此必须考虑药物相互作用带来的高风险。

> 如果必须进行牙髓外科手术，建议患者在手术前停止抗TNF治疗［如果服用的是依那西普（Etanercept）］至少15天。如果是使用英夫利昔单抗（Infliximab）、阿达木单抗（Adalimumab）、赛妥珠单抗（Certolizumab）或戈利木单抗（Golimumab），则建议在术前长达4周的时间内停止抗TNF治疗。也建议开预防性抗生素药物[8]。
>
> 会诊期间应评估术后感染的风险。如有疑问，必须与患者的内科主治医生会面。在大多数情况下，可以对预防性使用抗生素或使用全身性抗生素的免疫抑制患者进行牙髓外科手术。

B. 与出血风险有关的禁忌证

凝血是响应血管损伤而触发的过程。血小板的局部活化增加了血小板彼此黏附和与受损血管内皮的黏附（原发性止血）。同时，血纤维蛋白通过使血小板彼此交联并与受损的血管壁交联来稳定原发性血小板栓子（继发性止血）。抗血小板药（APAs）会干扰血小板聚集（原发性止血）。抗凝药会抑制凝血因子的活性（继发性止血）[9]。

牙髓外科手术是高出血风险的手术，已接受各种单一或双重抗血小板治疗、维生素K拮抗剂（VKAs）或新型口服抗凝剂（NOACs）治疗的牙科患者，可能会存在术中和术后出血失控的风险。

1. 绝对禁忌证

心血管疾病状态不稳定和/或其他体质性或获得性凝血障碍疾病的患者，以及接受双重或联合疗法且服用一种以上抗凝剂或抗血小板药的患者，出血风险可能比采用单一药物的患者更高[9]。

> 对这类患者的治疗需要多学科的合作，属于牙科治疗中的绝对禁忌证。

2. 相对禁忌证

抗血小板药（APAs）

服用APAs的患者出血时间往往会延长，与使用单一APAs相比，使用双重APAs治疗的患者出血时间更长[10]。

当前没有合适的检测能够可靠地预测服用APAs患者的出血风险，出血时间（BT）的检查对此类患者风险预测无效[11]。

> 不建议停用APAs。适当的局部止血措施将减少此类患者在牙髓外科手术中的出血。

维生素K拮抗剂（VKAs）

对服用VKAs（华法林等）药物的患者进行治疗时，应咨询内科医生。不建议停止用药。手术前24小时应进行国际标准化比值（INR）测试。

> 如果INR稳定且低于3.5，则可以进行牙髓外科手术。INR大于3.5的患者应转诊给内科医生，针对侵入性手术操作进行剂量调整[12]。

新型口服抗凝剂（NOACs）

INR测试不适用于评估服用NOACs患者的凝血水平[13]。

与普通的VKAs相比，NOACs起效快（2~4小时），半衰期相对较短（5~13小时）。这些药物的半衰期短，因此可以相对迅速地降低其抗凝作用。

> 对于正在服用NOACs并需要进行牙髓外科手术的患者，牙医可以要求患者在手术当天早晨不服药或延迟服药（取决于所用药物的半衰期）[9]。

C. 与颌骨坏死（ONJ）风险有关的禁忌证

ONJ是上颌骨或下颌骨的缺血性坏死。它可能在牙科治疗后发生，尤其是在涉及颌骨重建的侵入性手术后（拔除患牙、种植或牙髓外科手术）发生[14]。在普通人群中，牙髓外科手术后发生ONJ的风险非常低。但是有两类患者ONJ的风险会增加。

1. ONJ的风险

在需要进行牙髓外科手术的部位曾接受过放射治疗的患者有发生ONJ的风险。这是由于受到辐射后骨骼的组织学发生变化，导致愈合能力受损。应与患者的内科医生联系，评估治疗风险和预期的收益/风险比。

> 对于在患牙区域接受放疗平均剂量大于35Gy的患者禁止进行牙髓外科手术。

2. 与药物有关的颌骨坏死（MRONJ）的风险

服用抗骨吸收药物（静脉或口服双膦酸盐和RANK配体抑制剂）或抗血管生成药物（用于治疗骨质疏松症和某些癌症，如乳腺癌、前列腺癌或肺癌）的患者在手术后出现ONJ的风险更大。

2014年的指南定义了4类患者，并从最高风险到最低风险进行了分类[15]。

患者因癌症治疗需要，静脉注射双膦酸盐或抗血管生成药物

对于这类患者，发生ONJ的风险为1%，而且在首次注射时风险就存在，因此禁止进行牙髓外科手术。

口服双膦酸盐治疗骨质疏松症超过4年的患者

与健康患者相比，发生ONJ的风险增加，但风险比静脉注射双膦酸盐的患者低得多（低100×）[16]。

最近的研究表明，在治疗前停止用药的患者，双膦酸盐治疗相关性骨坏死的成功率会增高[17]。

在颌骨完全愈合之前，不应再次服用双膦酸盐。

如果患者的健康状况允许，建议在与主治医师会诊后，在手术前2个月停用双膦酸盐类药物。

口服双膦酸盐治疗骨质疏松症不足4年的患者，联合使用皮质类固醇或抗血管生成剂

皮质类固醇或抗血管生成剂的使用增加了ONJ的风险。

必须遵循与口服双膦酸盐超过4年的患者相同的处理流程。

口服双膦酸盐治疗骨质疏松症不足4年的患者，没有其他风险因素

在与患者主治医师会诊后，可在手术前2个月停止服用双膦酸盐。

在对口服双膦酸盐患者进行牙髓外科手术治疗时，预防性使用抗生素时应考虑感染的风险，而不是因为曾口服双膦酸盐而使用。

可以按照未服用相关药物患者的方式进行手术。

D. 与心血管疾病风险有关的禁忌证

高血压是一种心血管疾病，其特征是收缩压高于140mmHg，舒张压高于90mmHg。高血压是与心血管意外相关的主要死亡原因[18]。在进行任何手术之前，尤其是接受治疗患者有高血压病史时，必须对患者的血压进行检查，以确保血压已得到良好控制。最简单的方法是在初诊检查时和手术当天都测量患者的血压。只有反复测量记录到血压增高才能诊断出高血压。由于紧张和压力会使血压增高，因此需要让患者休息平静后再测量血压（图2-1）。

> 如果血压过高，应推迟手术，并将患者转诊给内科医生以评估是否需要药物治疗。
>
> 如果收缩压高于150mmHg，舒张压高于120mmHg，此时应禁止手术。

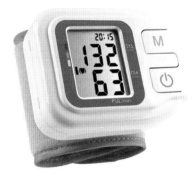

图2-1　腕式血压计便于在牙科诊所使用，可手术前测量患者的血压。

Ⅱ. 口腔局部禁忌证

A. 解剖禁忌证

1. 颌骨的厚度和解剖结构

当要切割去除的骨板太厚，难以获得充分的根尖区入路时，将无法进行手术。这种情况常见于下颌第二磨牙区域[19]（图2-2）。在下颌后牙区段，颊侧皮质骨板逐渐变厚并在水平方向上增宽（图2-3）。

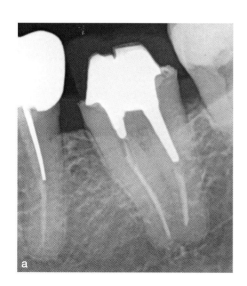
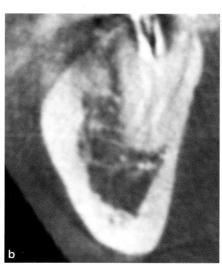

图2-2　（a）左下第二磨牙的X线片，未显示皮质骨板的厚度和根尖的位置信息。（b）CBCT截面显示皮质骨板的厚度非常厚，根尖位于颌骨舌侧。

图2-3 从下颌第一磨牙到第三磨牙颊侧骨板厚度的变化。

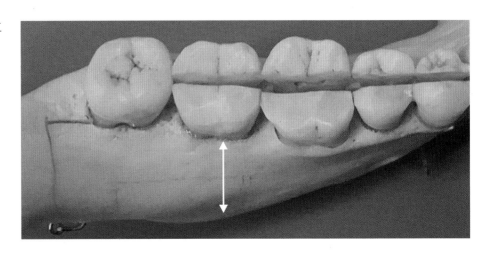

这种情况也可能发生在上颌第二磨牙区域。上颌骨颧突的角度可能会影响到达根尖的入路（图2-4）。在上前牙区域，鼻棘突出也会影响手术入路（图2-5）。

图2-4 CBCT截面显示了颧突处于比较水平的位置，这会阻碍手术的入路。

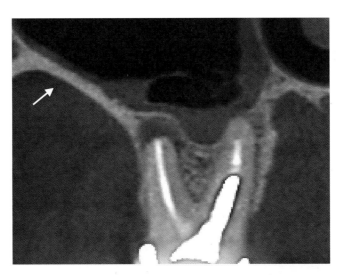

图2-5 （a）上颌中切牙根管钙化，存在根尖周病变。（b）CBCT截面显示鼻棘突出，阻碍了正确的手术入路。

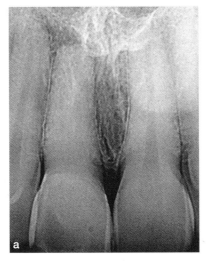
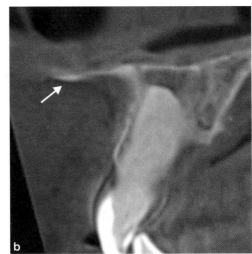

使用CBCT可以实现在根尖区域分析评估相关的解剖结构。

当需要从腭侧获得上颌第一磨牙的腭根入路时也会面临相同的问题。如果腭根较长而上腭较浅,则骨板的厚度过厚,难以获得进入根尖1/3的入路。

当病变仅位于上颌第一磨牙腭根,如果根分叉较大,而上颌窦位于去骨路径上,此时不能使用颊侧入路的手术方法(图2-6)。

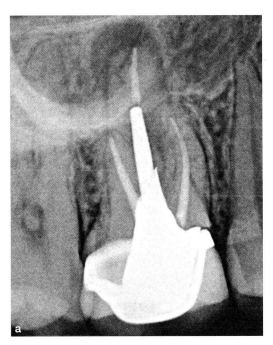 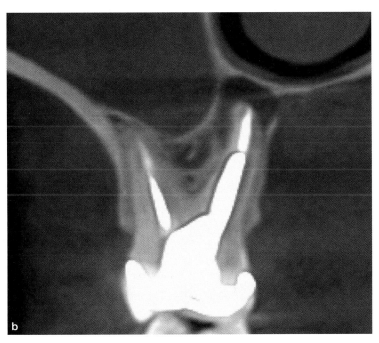

图2-6 (a)右上第一磨牙病变仅位于腭根根尖。(b)CBCT截面确认存在腭侧根尖周病变。手术不能使用颊侧入路,建议使用腭侧入路。

2. 上颌窦

上颌窦是一个充满空气的空腔,内衬黏膜。如果黏膜破裂并不会产生严重后果。当黏膜完好无损时,进行任何操作都应注意保护黏膜,以避免窦腔的污染。如果对CBCT图像的分析显示被治疗牙齿根尖周的窦底黏膜消失,则牙髓外科手术的操作将更为复杂,并且难免会发生窦腔黏膜破裂(图2-7)。

如果黏膜在病变处或手术过程中穿孔,重要的是保护穿孔区域,避免在根管倒预备和倒充填过程中异物(止血棉球、倒充填材料、切除的根尖等)进入窦腔。缝合必须严密,防止出现口窦交通。

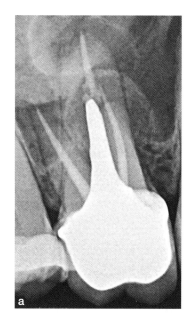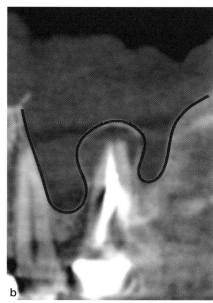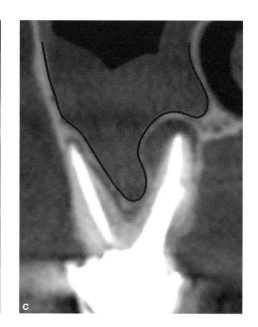

图2-7　（a）右上第一磨牙腭根和近中颊根有根尖周病变。窦底的位置无法准确评估。（b）CBCT截面显示腭根近中和远中窦黏膜内陷。红线勾勒出窦黏膜的位置。（c）CBCT截面显示腭根和远颊根之间窦黏膜内陷。由于会穿透窦黏膜，因此腭根手术时不能采用颊侧入路。

3. 邻近颏孔

　　如果颏神经在颏孔水平处受损，则神经支配组织的感觉丧失是不可逆的[20]。因此，任何牙髓来源的根尖周病变如果与颏孔相连，阻碍根尖切除和根尖搔刮时，均应被视为真正的禁忌证（图2-8）。

图2-8　（a）右下第一前磨牙有根尖周病变。无法准确识别出颏孔。（b）同一颗牙的CBCT截面，显示颏孔影响手术入路，因此是手术禁忌证。

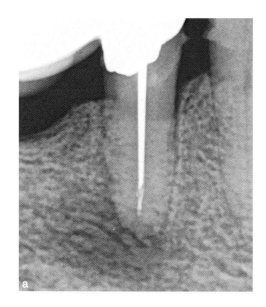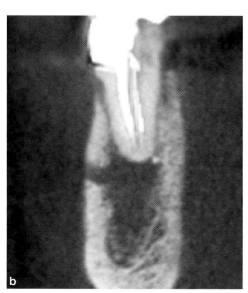

4. 邻近下颌神经管

下颌神经管可位于病变附近的颊侧（图2-9）。这被认为是手术的禁忌证。

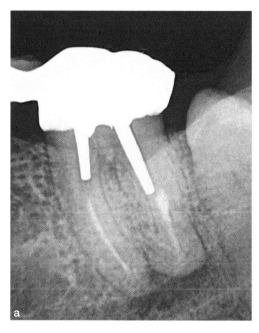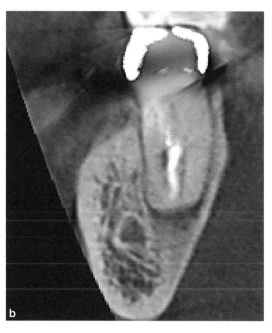

图2-9　（a）左下第二磨牙的根尖片。下颌神经管的位置无法准确确定。（b）CBCT截面显示下颌神经管在根尖附近。是手术的禁忌证。

5. 上颌第二磨牙腭根

切勿通过腭侧入路对上颌第二磨牙的腭根进行手术。腭大孔位于上颌第二磨牙腭侧根尖附近，腭大动脉自此处离开腭大管进入腭黏膜。如果在切开或翻瓣过程中切断腭大动脉，则将面临较大的出血风险（图2-10）。

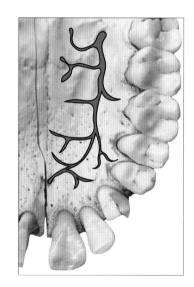

图2-10　腭大动脉的位置走向分布。

6. 后牙区域的入路受限

与传统的牙髓治疗不同，在牙髓外科手术中不需要张大嘴。但是软组织可被移动并暴露手术区域的程度至关重要。唇周长过小，脸颊体积过大或肌肉组织过于厚重都会使操作变得复杂甚至成为手术禁忌证（图2-11）。

在初诊检查中，模拟拉钩的放置，评估手术部位的进入程度很重要，需要对手术的可行性进行评估。

图2-11　唇周长过小的患者是牙髓外科手术的禁忌证。

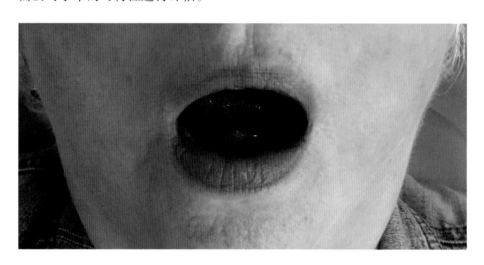

B. 牙周禁忌证

松动和牙周支持组织受损的牙齿是牙髓外科手术的禁忌证。必须保持良好的冠根比。术前要评估切除后骨内存留牙根的长度。如果会损害牙周支持组织，则不宜实施牙髓外科手术（图2-12）。

此外，有严重的牙龈炎症患者也是牙髓外科手术的禁忌证。应该推迟手术，先进行恰当的牙周治疗，以便在更好的牙周条件下进行手术。

图2-12　左上侧切牙根尖周病变，牙根很短，属于手术禁忌证。

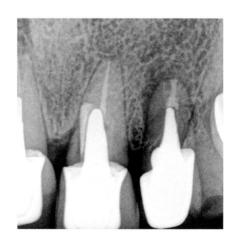

关键点

牙髓外科手术有一些少见的绝对禁忌证，特别是针对有感染性心内膜炎风险的患者。

有以下相关的医学禁忌证：

- 感染风险（艾滋病、糖尿病等）。

- 出血风险［维生素K拮抗剂（VKAs）、抗血小板药（APAs）、新型口服抗凝剂（NOACs）］。

- 颌骨坏死的风险（双膦酸盐、抗血管生成药物）。

- 心血管疾病风险（高血压）。

也有与以下方面有关的口腔局部禁忌证：

- 解剖禁忌证（颌骨的厚度和解剖结构、上颌窦、邻近颏孔、邻近下颌神经管、上颌第二磨牙腭根、后牙区域的入路受限）。

- 牙周禁忌证（松动度、冠根比、牙龈炎症）。

参考文献

[1] Heise ER. Diseases associated with immunosuppression. Environ Health Perspect 1982;43:9–19.

[2] Nishimura RA, Otto CM, Bonow RO, Carabello BA, Erwin JP, 3rd, Fleisher LA, et al. 2017 AHA/ACC Focused Update of the 2014 AHA/ACC Guideline for the Management of Patients With Valvular Heart Disease: A Report of the American College of Cardiology/American Heart Association Task Force on Clinical Practice Guidelines. Circulation 2017.

[3] Guggenheimer J, Eghtesad B, Stock DJ. Dental management of the (solid) organ transplant patient. Oral Surg Oral Med Oral Pathol Oral Radiol Endod. 2003;95:383–389.

[4] Campo J, et al. Oral complication risks after invasive and non-invasive dental procedures in HIV-positive patients. Oral Dis. 2007;13:110–116.

[5] Moswin AH, Epstein JB. J Can Dent Assoc. Essential medical issues related to HIV in dentistry. 2007;73(10):945–948.

[6] Golden SH, Peart-Vigilance C, Kao WH, Brancati FL. Perioperative glycemic control and the risk of infectious complications in a cohort of adults with diabetes. Diabetes Care. 1999;22:1408–1414.

[7] Guvener M, Pasaoglu I, Demircin M, Oc M. Perioperative hyperglycemia is a strong correlate of postoperative infection in type II diabetic patients after coronary artery bypass grafting. Endocr J. 2002;49(5):531–537.

[8] Goëb et al. Recommendations for using TNF antagonists and French Clinical Practice Guidelines endorsed by the French National Authority for Health. Joint Bone Spine. 2013;80(6):574–580.

[9] Scottish Dental Clinical Effectiveness Programme (SDCEP) 2015. Management of dental patients taking anticoagulants or antiplatelet drugs. Dental Clinical Guidance. Available from: http://www.sdcep.org.uk/wp-content/uploads/2015/09/SDCEP-Anticoagulants-Guidance.pdf

[10] Lillis T, Ziakas A, Koskinas K, Tsirlis A, Giannoglou G. Safety of dental extractions during uninterrupted single or dual antiplatelet treatment. Am J Cardiol. 2011 Oct 1;108(7):964–967.

[11] Peterson P, Hayest E, Arkin CF, Bovill EG, Fairweather RB, Rock WA Jr, Triplett DA, Brandt J. The preoperative bleeding time test lacks clinical benefit. Arch Surg 1998;133(2):134–139.

[12] Aframian DJ, Lalla RV, Peterson DE. Management of dental patients taking common hemostasis altering medication. Oral Surg Oral Med Oral Pathol Oral Radiol Endod. 2007;103:S45.e1–11.

[13] Favaloro EJ, Lippi G. The new oral anticoagulants and the future of haemostasis laboratory testing. Biochem Med (Zagreb) 2012;22:329–341.

[14] Saad F, Brown JE, Van Poznak C, et al: Incidence, risk factors, and outcomes of osteonecrosis of the jaw: integrated analysis from three blinded active-controlled phase III trials in cancer patients with bone metastases. Ann Oncol 23:1341, 2012.

[15] American Association of Oral and Maxillofacial Surgeons. Medication-Related Osteonecrosis of the Jaw-2014 Update. 2014.

[16] Lo JC, O'Ryan FS, Gordon NP, et al: Prevalence of osteonecrosis of the jaw in patients with oral bisphosphonate exposure. J Oral Maxillofac Surg 68(2):243, 2010.

[17] Damm DD, Jones DM: Bisphosphonate-related osteonecrosis of the jaws: a potential alternative to drug holidays. Gen Dent 2013;61:33.

[18] WHO. Global health risks: mortality and burden of disease attributable to selected major risks. Geneva: World Health Organization, 2009.

[19] Jin GC, Kim KD, Roh BD, Lee CY, Lee SJ. Buccal Bone Plate Thickness of the Asian People. J Endod 2005;31(6):430–434.

[20] Agbaje JO, Van de Casteele E, Hiel M, Verbaanderd C, Lambrichts I, Politis C. Neuropathy of trigeminal nerve branches after oral and maxillofacial treatment. J Maxillofac Oral Surg. 2016;15:321–327.

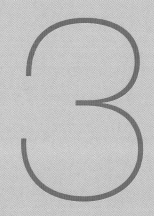

第3章　术前检查、用药、知情同意和术后医嘱

Preoperative Examination, Prescriptions, Informed Consent and Postoperative Instructions

术前沟通是治疗的组成部分。医生通过术前沟通收集必要的健康信息并进行分析，由此评估治疗难度，患者也可以在心理上做好准备，为实施手术创造最有利的条件。在术前沟通中，患者可以提出他们所关心的问题并得到解答，从而在相对放松的状态下做出决定。患者决定进行手术后将签署知情同意书，医生在手术后给予其术后医嘱。

Ⅰ. 术前检查

A. 患者沟通

当建议进行牙髓外科手术时，必须向患者解释手术的各个步骤。研究表明，如果患者在术前了解了治疗的相关信息，会减少他们在治疗当天的焦虑[1]。沟通的内容包括操作本身和相关的术后反应。

在沟通时，应避免使用诸如"出血"或"切口"等可能引起焦虑的术语，而使用较为中性的图片会使解释说明更加简单、清晰，这是沟通的首选方式（图3-1，图3-2）。

由于精神压力可能导致血压升高，因此患者越是放松就越容易进行术中止血。

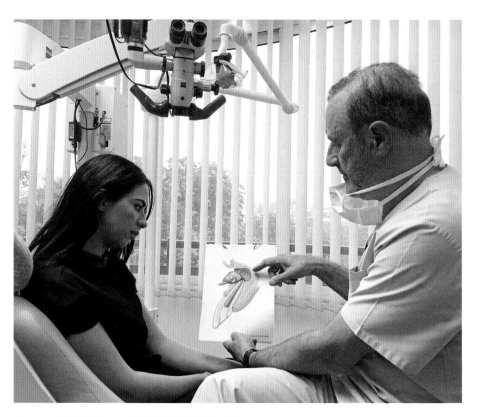

图3-1　医生使用图示解释手术操作的各个步骤。

与患者进行沟通时可以采用一种简便的方法，那就是回答患者经常询问的一系列问题：

· 什么是牙髓外科手术？

· 成功率是多少？

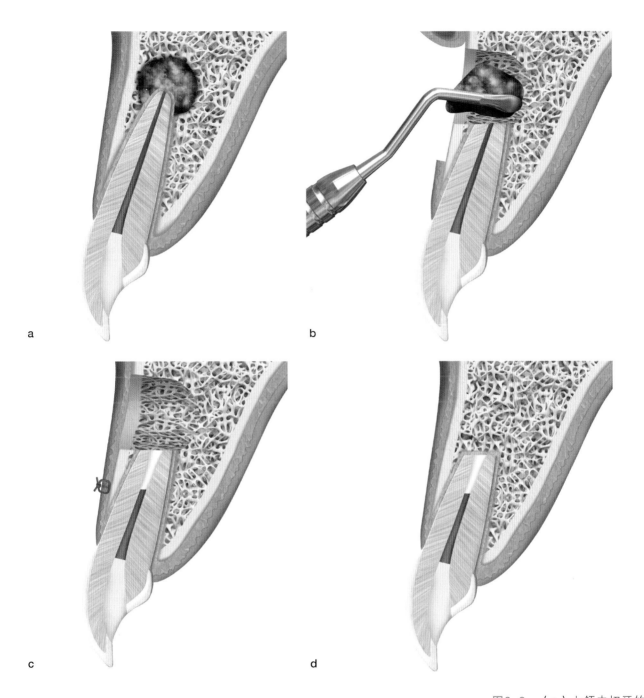

a

b

c

d

· 还有其他治疗方案吗？

· 手术会很痛吗？

· 手术需要多长时间？

· 术后的反应一般是什么？

· 我什么时候可以恢复正常活动？

· 我需要家人陪同吗？

图3-2 （a）上颌中切牙的根尖周病变。（b）翻瓣、根尖切除和搔刮。（c）根尖倒充填和缝合。（d）病变愈合。

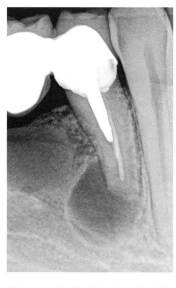

图3-3 根尖片显示牙根的位置、病变的大小和下颌神经管的关系。

B. 临床和影像学检查

仔细检查软组织（脸颊弹性、牙龈类型、笑线的位置等）和已有修复体是评估治疗难度及选择合适的瓣设计的必要条件（见第7章）。

通过根尖片观察以下解剖学结构（图3-3）：

·牙根的位置和形状。

·根尖周病变的大小。

·邻近的解剖结构（下牙槽神经和颏孔的位置、上颌窦的轮廓和形状、与邻近牙根之间的距离等）。

根尖片虽然提供了重要的基本信息，但仅拍摄根尖片是不够的，手术之前还需要拍摄三维影像。

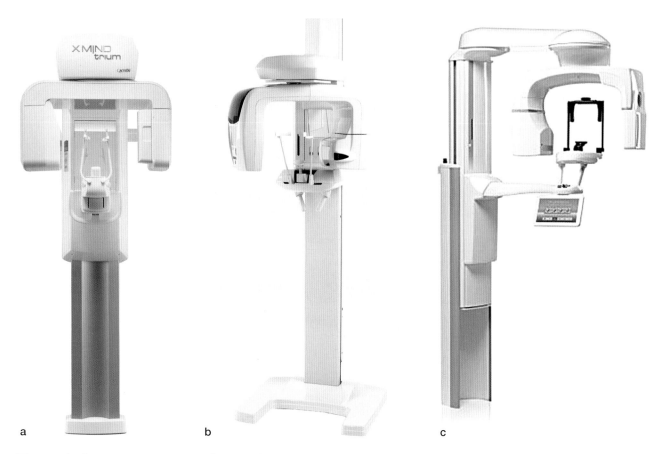

a b c

图3-4 （a）X-mind Trium CBCT（Acteon）。（b）Veraviewepocs三维CBCT（Morita）。（c）Promax三维CBCT（Planmeca）。

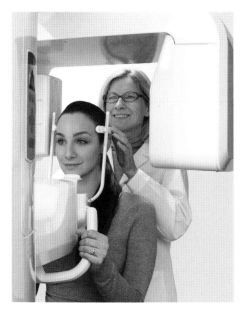

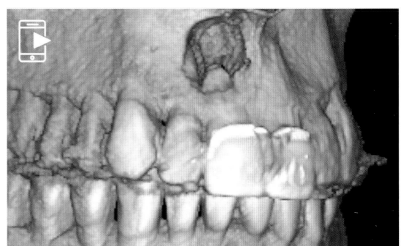

图3-5　CBCT检查时患者的定位。

图3-6　三维重建显示病变的大小和解剖结构。

C. 三维影像学检查

锥形束计算机断层扫描（CBCT）是一种三维成像技术（图3-4，图3-5）。它可以对口腔特定区域进行三维成像（图3-6）。由于其辐射剂量较低且成像质量良好，该技术10年来得到了广泛的应用。

因暴露于电离辐射都存在风险。因此，在进行任何影像学检查前都需要足够的信息来评估其效益/风险比。

在医学影像检查中，必须遵循ALARA原则（As Low As Reasonably Achievable），即最低有效剂量原则。

CBCT产生的X线剂量高于传统根尖片或曲面体层片，但低于医疗扫描图像。表3-1比较了不同影像学检查的辐射剂量，单位为毫西弗（mSv）。

表3-1　比较不同影像学检查的辐射剂量

影像学检查方式	剂量（mSv）
数字根尖片	4 ~ 6
数字曲面体层片	10 ~ 15
CBCT	50 ~ 250
医疗扫描	300 ~ 1300

CBCT对牙髓病的某些病例具有特别的意义，比如临床检查和常规影像检查不能提供足够信息进行诊断时。这包括手术前对上颌后牙区和下颌颏孔区根尖周的评估。

在2014年的报告中[2]，欧洲牙髓病学会（the European Society of Endodontology，ESE）推荐使用CBCT进行"任何复杂的根尖周手术的术前评估（如后牙区）"。

美国牙髓病学会（the American Association of Endodontics，AAE）于2015年更进一步将CBCT视为"术前方案制订时确定根尖位置及其相邻解剖结构的首选影像检查方式"[3]。

虽然牙髓外科手术在没有CBCT的情况下也已经开展了很长一段时间，但目前从效果来看CBCT是完全必要的。它可以使治疗过程更加安全、微创和快速。

1. 辅助诊断

有研究比较了根尖片、曲面体层片及CBCT诊断根尖周病变的能力[4]。与CBCT相比，根尖片能够诊断出54.5%的病变，而曲面体层片仅能够诊断出27.8%的病变。

Bender和Seltzer已经证明，在下颌后牙区，较厚的皮质骨通常会掩盖病变，特别是当病变仅局限于松质骨时[5]（图3-7）。

在上颌后牙区，上颌窦影像的重叠常导致难以对根尖部位进行评估（图3-8）。

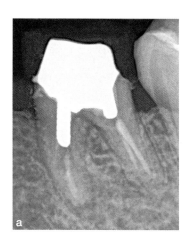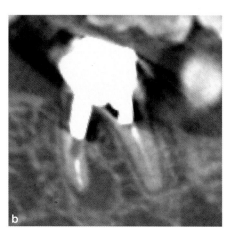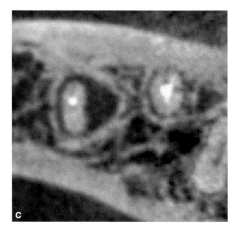

图3-7 （a）桩核修复后的左下第一磨牙。在根尖片上未见牙髓来源的病变。（b）CBCT矢状截面显示在近中根根尖部存在病变。（c）CBCT水平截面显示颊侧皮质骨的厚度。由于骨的密度，在常规X线片上看不到病变。

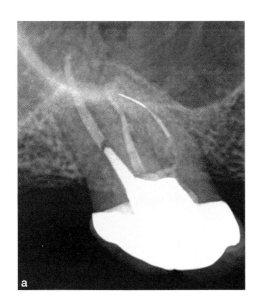
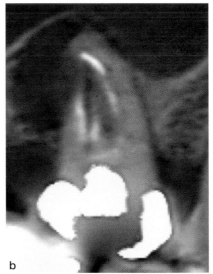

图3-8 （a）右上第一磨牙X线片。未见根尖周病变。（b）CBCT截面显示环绕颊根的大范围病变。

2. 辅助制订方案

与颏孔的距离

通过分析CBCT的截面可以实现对颏孔的准确定位。如果颏孔位于病变范围内，则损伤风险高，不适于进行手术治疗。如果颏孔远离病变，则手术风险较小（图3-9）。

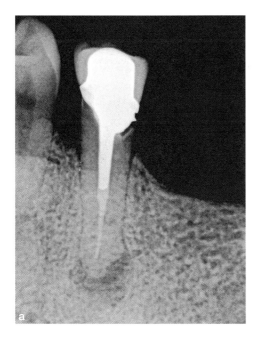
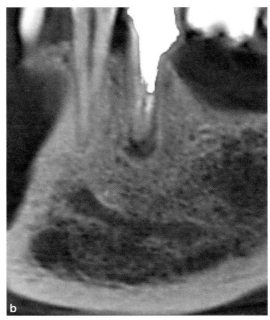

图3-9 （a）根尖片显示左下第一前磨牙的根尖周病变。无法评估下颌神经管的位置。（b）CBCT显示下颌神经管的位置。可以安全地进行手术。

上颌第一磨牙腭根

只有CBCT影像能够可靠地显示位于上颌第一磨牙腭根的病变。如果腭根没有病变，则进行颊根的手术。相反，如果腭根存在病变，则有3种选择：

· 常规根管再治疗。

· 腭侧入路（图3-10）。

· 颊侧入路：当从颊侧可以到达腭根或腭根与颊根融合时（图3-11）。

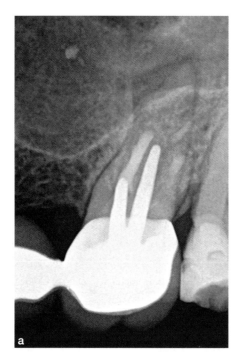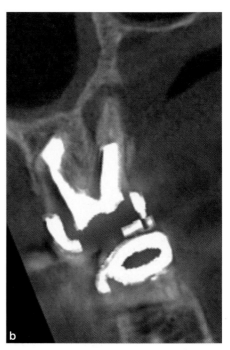

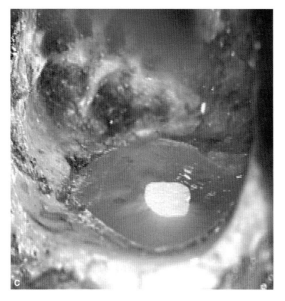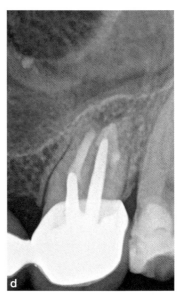

图3-10 （a）左上第一磨牙存在牙髓来源病变。（b）CBCT显示病变只涉及腭根。（c）经过预备和倒充填后的根尖。手术通过腭侧入路进行。（d）1年后病变完全愈合。

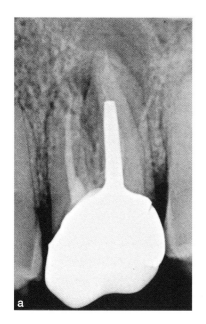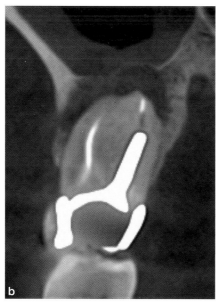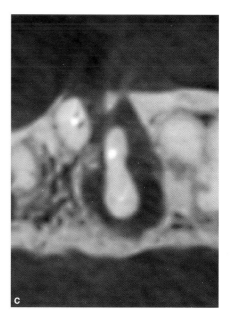

图3-11 （a）左上第一磨牙的牙髓来源病变。（b）CBCT显示颊根和腭根融合。可以采用颊侧入路的手术方式。（c）CBCT水平截面显示远中颊根和腭根融合。采用颊侧入路的手术方式。

上颌第一前磨牙

上颌第一前磨牙通常具有多个分开的牙根。在根尖片上，牙根影像可能重叠，因而很难定位病变。如果病变仅涉及颊根，可以通过手术只对颊根进行治疗（图3-12）。

如果2个根都有病变且牙根明显分开，则需对手术进行重新评估。事实上，如果病变距离颊侧皮质骨超过1cm，采用颊侧入路进行腭根的手术会产生较大的破坏。

CBCT还有助于评估上颌窦和病变之间的关系。当病变非常接近上颌窦时，为了保持上颌窦黏膜的完整性，手术切除和搔刮时必须非常小心（图3-13）。

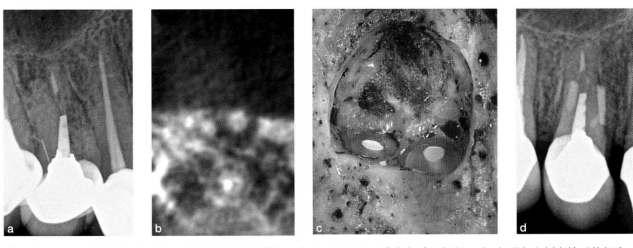

图3-12 （a）三牙根的右上第一前磨牙的根尖周病变。（b）CBCT显示病变仅涉及颊根。（c）预备和倒充填后的根尖。（d）1年后病变完全愈合。

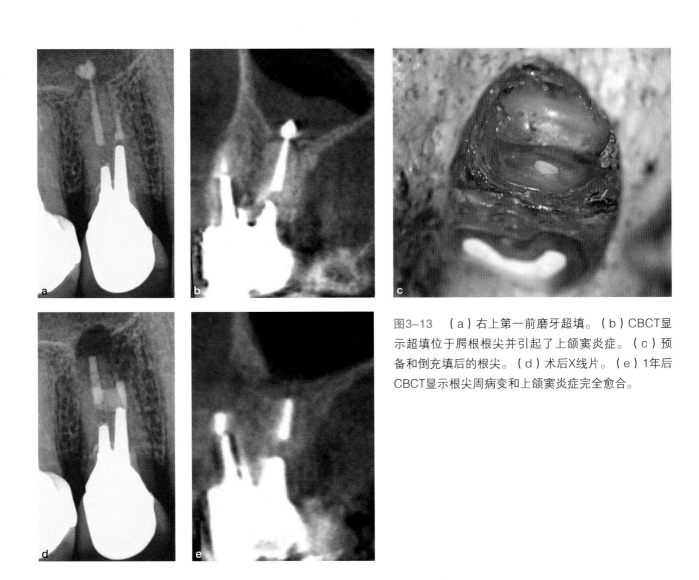

图3-13 （a）右上第一前磨牙超填。（b）CBCT显示超填位于腭根根尖并引起了上颌窦炎症。（c）预备和倒充填后的根尖。（d）术后X线片。（e）1年后CBCT显示根尖周病变和上颌窦炎症完全愈合。

下颌第二磨牙

下颌第二磨牙的根尖通常比第一磨牙更偏舌侧。在一项对1800颗牙齿的研究中，学者测量了下颌磨牙根尖与颊侧皮质骨板之间的距离。结果表明，下颌第二磨牙远中根为8.51mm、近中根为7.54mm，而下颌第一磨牙仅为5.18mm和4.09mm[6]。通过三维影像可以测量颊侧皮质骨板的厚度及其角度，从而评估手术的可行性（图3-14）。

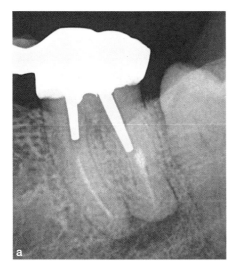
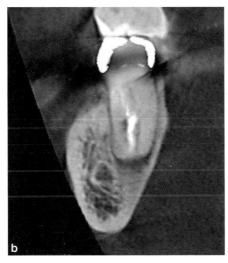
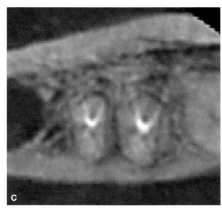

图3-14　（a）左下第二磨牙X线片。无法评估皮质骨板厚度。（b）CBCT显示颌骨的厚度以及下颌神经管的位置，这与手术的禁忌证相关。（c）CBCT水平截面显示根尖偏舌侧。

贯通型病损

通过颊舌向截面可以分析病变的大小和形状，同时可以在手术前确认病变是否穿通腭侧骨板。如果病变穿通腭侧骨板，采用颊侧入路的术式会破坏颊侧皮质骨板（如果存在），最终形成贯通型病损，术后形成纤维瘢痕愈合的风险增加（图3-15）。因此，术前可以提前设计使用膜材料和/或植骨材料进行引导性组织再生（GTR）（见第12章）。

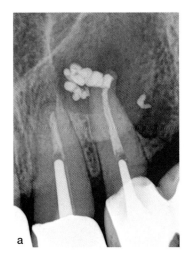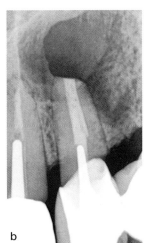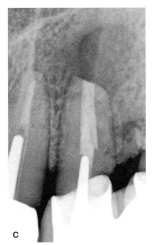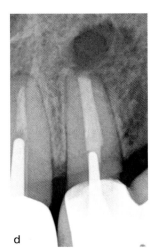

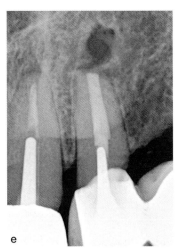

图3-15 （a）左上侧切牙伴有较大的根尖周病变和根充材料超出。（b）术后X线片。由于病变范围较大，术中观察到腭侧皮质骨板缺失。采用颊侧入路术式造成贯通型病损。（c）6个月后X线片显示病变范围减小。（d）1年后的X线片显示牙根周围呈现修复影像，但仍存在透射区。（e）3年后X线片。牙根周围修复完成，牙齿无症状，但仍可见瘢痕组织影像。（f）CBCT显示在病变修复期间出现的颊-腭纤维性通道。（g）CBCT水平截面显示在瘢痕位置存在骨缺失。

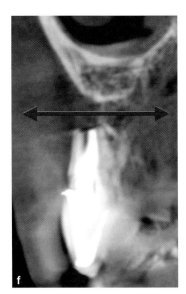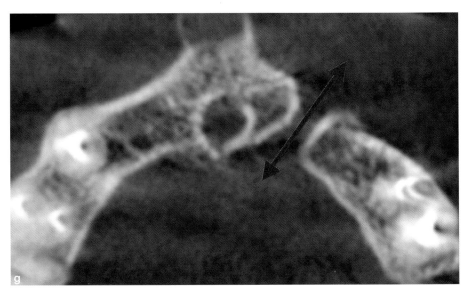

Ⅱ. 用药

在与患者术前沟通时应向患者说明手术用药，并开具处方。用药必须考虑每种药物的副作用、注意事项及其禁忌证。

A. 镇痛药

在牙髓外科手术中通常使用3种类型的镇痛药：对乙酰氨基酚、非甾体抗炎药（NSAIDs）和阿片类镇痛药。

1. 对乙酰氨基酚

对乙酰氨基酚（扑热息痛）是世界上最常用的镇痛药，并被WHO推荐为针对所有疼痛症状的一线用药[7]。

每日最大剂量为4000mg。

在剧烈疼痛的情况下，建议剂量为每6小时1000mg。

2. 非甾体抗炎药（NSAIDs）

与对乙酰氨基酚相比，NSAIDs具有更好的镇痛作用，是牙髓病治疗首选镇痛药。

推荐剂量为每4～6小时400mg。

如果预测疼痛可能加重，可将NSAIDs与对乙酰氨基酚联合使用。

推荐剂量为每6～8小时使用400mg布洛芬和1000mg对乙酰氨基酚。

1000mg对乙酰氨基酚与400mg布洛芬联合使用镇痛效果确定，优于阿片类镇痛药的组合[8]。

NSAIDs不应与皮质类固醇联合使用，这可能增加发生严重胃肠道毒性的风险[9]。

3. 阿片类镇痛药

阿片类镇痛药可以直接作用于中枢神经系统，由于它具有多种副作用及潜在成瘾性，应当限制其使用。在牙科治疗中，它常与对乙酰氨基酚联合使用，但其镇痛作用小于NSAIDs与对乙酰氨基酚联合使用的效果。

目前有多种阿片类镇痛药，其适应证因国家不同而各异。

对于中度疼痛，推荐剂量为每4～6小时使用60mg可待因和650mg对乙酰氨基酚。

根据美国疾病控制与预防中心2007年的统计数据，使用阿片类镇痛药造成的死亡人数是使用可卡因的2倍，是使用海洛因的5倍。阿片类镇痛药的成瘾性也高于其他类型的处方药[10]。

鉴于该药的不良反应及其潜在的成瘾性，医生不应常规使用此药。

阿片类镇痛药只能用于不能耐受NSAIDs的患者。

> 这些药物在预防疼痛方面的效果优于缓解疼痛的效果。患者应该在手术结束后服用，以便在麻醉效果消失后起效，而不是在疼痛出现后再服药。

B. 抗炎药

在牙髓外科手术中，严重的术后疼痛并不常见。然而，如果没有正确使用抗炎药，常会出现明显的术后肿胀，尤其是在术后第一天[11]。

牙髓外科手术后可以开具两种类型的抗炎药：非甾体抗炎药和甾体抗炎药或皮质类固醇。

1. 非甾体抗炎药

NSAIDs的抗炎作用并不优于对乙酰氨基酚，因此仅应被用作镇痛药。

2. 皮质类固醇

皮质类固醇适用于预防炎症症状（尤其是水肿）。它的镇痛作用较低，仅作为辅助镇痛用药。

为获得最佳效果，皮质类固醇应在术前使用[12]。

首次用药应该在手术当天上午，以获得最佳的抗炎效果。

每日推荐使用剂量为1mg/kg体重的泼尼松，每日上午口服1次。

最佳疗程为3天，最长为5天。对于持续超过15天的长期治疗，疗程后期必须逐渐减少剂量以避免突然停药后导致的肾上腺功能不全。

在牙髓外科手术中，服药不要超过5天，这样可以直接停药而不必逐渐减少剂量。

泼尼松的剂量为20mg 3～4片，根据体重调整，从手术当天开始服用，持续3～5天。

C. 抗生素

如果为健康的患者开具抗生素，其适应证应限于急性根尖周脓肿伴全身症状以及进行性感染（24小时内急性发作的严重感染、蜂窝织炎或扩散性感染、骨髓炎），或者是健康状况不佳的患者出现的急性根尖周脓肿[13]。

在牙髓外科手术中，可以使用抗生素来预防或治疗术后感染。根据临床情况和患者的全身状况可以考虑预防性使用抗生素或围术期使用抗生素治疗。

1. 预防性使用抗生素

推荐预防性使用抗生素的标准方案是单剂量口服阿莫西林。阿莫西林胃肠道吸收良好、可提供更高和更持久的血清水平，因此是首选抗生素。

单剂量口服抗生素应在手术前30～60分钟服用[14]。具体剂量取决于所选择的抗生素。

对于阿莫西林不过敏的患者，推荐剂量为每次2g口服。

对于阿莫西林过敏的患者，首选克林霉素，推荐单次口服剂量为600mg。

全身健康的患者

最近一项研究表明，对于全身健康的患者，在牙髓外科手术中预防性使用抗生素并不会减少术后感染的发生率[15]。在此研究中，虽然发生术后感染的病例很少，但对照组（3.2%）出现术后感染的比例大概是预防性使用抗生素患者组（1.6%）的2倍。

需要注意的是，研究中手术的时间很短（约32分钟），排除了出现急性牙髓炎症的牙齿，且没有使用皮质类固醇。

目前还没有关于长时间手术或伴有急性症状牙齿手术的研究数据[16]。尽管如此，有证据表明预防性使用抗生素可以减少外科去骨拔牙术后出现的感染[17]。

手术时间、术前存在活动性感染和辅助性使用皮质类固醇都是预防性使用抗生素的指征。

装有人工关节的患者

2014年，由美国牙科学会科学事务部召集专家小组，基于循证医学证据制定了《关于装有人工关节的患者在牙科治疗中预防性使用抗生素相关问题的临床指南》（简称《指南》）。《指南》建议"一般情况下，对于装有人工关节的患者，不建议在手术前预防性使用抗生素来预防人工关节感染"。这些建议应始终要"结合医生的专业判断和患者的需求"[18]。

2. 围术期使用抗生素

围术期使用抗生素应限于免疫抑制的患者。剂量取决于所用的抗生素[16]。

对于阿莫西林不过敏的患者，推荐剂量为每8小时500mg（不管有没有1000mg的首次用药剂量），持续服用6天。

对于阿莫西林过敏的患者，首选克林霉素，推荐用药方式为首次600mg，之后每6小时300mg，持续服用6天。

艾滋病病毒感染患者

对无症状的艾滋病病毒感染患者的牙科治疗方式与一般患者的治疗方式相同[19]。

对于CD4+细胞计数低于200/μL和/或中性粒细胞计数低于500/μL的患者，推荐在围术期使用抗生素。

糖尿病患者

在急症治疗时，糖尿病患者有出现术后感染的风险，术前应该给予抗生素。

对于血糖控制稳定的患者，如果没有预防性使用抗生素且患者出现术后感染，应进行适当的全身性抗生素治疗。

接受TNF-α拮抗剂治疗的患者

对于接受TNF-α拮抗剂治疗的患者，推荐围术期使用抗生素。

免疫抑制患者

免疫抑制可由各种药物引起（化疗药物、器官移植后的抗排异药物、长期使用皮质类固醇等）。对于这些机体防御能力降低的患者，应该在围术期使用抗生素，以避免术后感染。

> 抗生素是基础治疗药物，但其过度使用和误用会产生耐药细菌。因此，其使用应限于预防或治疗全身性感染。医生应认真研读本地用药指南，因为不同国家的用药指南可能有所不同。

D. 冷敷

牙髓外科手术经常使用冷敷袋来减轻术后肿胀。要使术区的冷敷有效，皮肤温度必须降低10~15℃（50~59℉）[20]。在使用冷敷袋约10分钟后便能达到所需降低的温度[21]。冷敷会引起局部血管收缩、减轻肿胀和降低痛觉。

术后冷敷袋在前24小时应使用15分钟后每隔30分钟再次使用，夜间除外。注意每次冷敷不要超过20分钟，并在冷敷袋周围使用布料（通常冷敷袋包装自带）以避免皮肤冻伤（图3-16）。

E. 术前镇静药

在某些情况下，牙髓外科手术前可以使用镇静药，用于焦虑、恐惧或易激惹的患者。镇静药常用来减少患者焦虑、改善患者在术前一天的睡眠，以及增强麻醉效果。它可以改善患者的整体舒适度。

常用镇静药主要有两类：苯二氮䓬类药物和一些具有抗焦虑效果的抗组胺药。在牙髓外科手术中，首选的药物为：

· 苯二氮䓬类：地西泮，推荐剂量为手术前晚上服用10mg和手术前1小时服用10mg。

· 抗组胺药：羟嗪，推荐剂量为手术前晚上服用100mg和手术前1小时服用100mg。

此类药物会影响患者反应能力、驾驶能力，以及操作工具或机器的能力。如果使用，患者应有人陪伴。

F. 用药示例

手术用药根据患者情况和手术的复杂程度（手术时间、病变大小、相关药物使用情况等）可能有所不同。

1. 简单手术，健康的患者

· **布洛芬400mg**：每4~6小时服用1片。

· **冷敷**：每30分钟冷敷15分钟（冷敷15分钟，间隔15分钟）。

2. 复杂手术，健康的患者

· **泼尼松20mg**：从手术当天开始，晨起服用3片，持续4天。

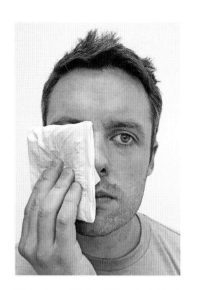

图3-16 手术后即刻在术区使用冷敷袋。

51

·**对乙酰氨基酚1000mg：**每6小时服用1片，每24小时服用不超过4片。

·**冷敷：**每30分钟冷敷15分钟（冷敷15分钟，间隔15分钟）。

3. 复杂手术，焦虑伴有感染风险的患者

·**阿莫西林500mg：**早上或术前30分钟服用4片。

·**泼尼松20mg：**从手术当天开始，晨起服用3片，持续4天。

·**对乙酰氨基酚（600mg）联合可待因（50mg）：**每6小时服用1片。

·**冷敷：**每30分钟冷敷15分钟（冷敷15分钟，间隔15分钟）。

·**地西泮（10mg）：**手术前1天晚上和手术前1小时各服用1片。患者应有人陪伴。

Ⅲ. 知情同意和术后医嘱

A. 知情同意

知情同意是一项法律义务。必须在手术之前咨询时进行解释说明并签字。知情同意内容主要涉及适应证、治疗方案、风险、术后反应和并发症。

知情同意可以作为患者已清楚了解治疗相关信息的证据。

以下是一份牙髓外科手术知情同意书的示例。

知情同意书

姓名:

出生日期:

在此证明我已被告知:

• 不同的治疗方案(不治疗、常规再治疗和拔除)。

• 针对我的情况,可以进行牙髓外科手术。

• 手术成功率高但仍有失败的可能。

• 关于此类口腔外科手术可能存在的风险。

• 关于常见的并发症和由手术失败导致的并发症。

• 在手术后1年需要进行临床检查和影像学检查。

我询问了与手术相关的所有问题,而且得到了满意的答案。

我经过慎重考虑自愿地选择进行牙髓外科手术。

我确认收到了清晰、完整且易懂的信息。

地点: 日期:

签名:

已"阅读并同意"

B. 术后医嘱

　　术后医嘱须在手术后立即以书面形式交给患者并进行口头解释。它包含了如何促进初期愈合的信息。术后医嘱应描述正常的术后反应并留下手术医生的联系方式以备出现任何并发症时联系。

　　以下是一份术后医嘱的示例。

术后医嘱

保护手术区域非常重要。在手术后的前2天内术区不要咀嚼、刷牙或冲洗。2天后恢复刷牙，但动作必须非常轻柔。

术后肿胀是正常现象，为了减少术后肿胀，在手术后最初的24小时内进行冷敷非常重要，每隔30分钟冷敷15分钟（冷敷15分钟，间隔15分钟），夜间除外。

肿胀通常持续3~5天。

要认真遵医嘱用药，因为每种药物都有其特定效果。

手术后1周内不要进行任何运动或锻炼，以避免血压升高。

手术后3天内不要吸烟，因为吸烟会导致愈合不佳。

如有任何不适，请在工作时间与诊室联系或通过手机与医生联系。

关键点

术前沟通是必需的：

- 向患者说明所有相关信息。

- 评估手术的难度。

- 术前拍摄CBCT。

在咨询当天开具药物并进行解释：

- 常规开具镇痛药。

- 推荐使用皮质类固醇药物并在手术当天早晨服用。

- 抗生素的使用仅限于有感染风险的患者。

- 常规使用冷敷。

- 镇静药可根据情况选用。

知情同意是一项法律义务；须在术前进行说明并签字。

术后医嘱要以书面形式交给患者并进行口头解释。

参考文献

[1] Van Wijk AJ, Hoogstraten J. Reducing fear of pain associated with endodontic therapy. Int Endod J 2006;39:384–388.

[2] Patel S, Durack C, Abella F, M. Roig M, Shemesh H, Lambrechts P, Lemberg K. European Society of Endodontology position statement: The use of CBCT in Endodontics. Int Endod J 2014;47:502–504.

[3] AAE and AAOMR Joint Position Statement. Use of Cone Beam Computed Tomography in Endodontics 2015 Update. J Endod 2015;41(9):1393–1396.

[4] Estrela C, Bueno MR, Leles CR, Azevedo B, Azevedo JR. Accuracy of cone beam computed tomography and panoramic and periapical radiography for detection of apical periodontitis. J Endod 2008;34(3):273–279.

[5] Bender IB, Seltzer S. Roentgenographic and direct observation of experimental lesions in bone: I. J Am Dent Assoc 1961;62:152–160.

[6] Jin GC, Kim KD, Roh BD, Lee CY, Lee SJ. Buccal Bone Plate Thickness of the Asian People. J Endod 2005;31(6):430-434.

[7] Ennis ZN, Dideriksen D, Vaegter HB, Handberg G, Pottegard A. Acetaminophen for chronic pain: a systematic review on efficacy. Basic Clin Pharmacol Toxicol. 2016;118(3):184–189.

[8] Moore RA, Derry S, Aldington D, Wiffen PJ. Single dose oral analgesics for acute postoperative pain in adults—an overview of Cochrane reviews. Cochrane Database Syst Rev. 2015;9:CD008659.

[9] Piper JM, Ray WA, Daugherty JR, Griffin MR. Corticosteroid use and peptic ulcer disease: role of nonsteroidal anti-inflammatory drugs. Ann Intern Med. 1991;114(9):735–740.

[10] Painkillers fuel growth in drug addiction. Opioid overdoses now kill more people than cocaine or heroin. Harv Ment Health Lett. 2011, 27(7):4–5.

[11] Peñarrocha M, Garcia B, Marti E, Balaguer J. Pain and swelling after periapical surgery in 60 patients. J Oral Maxillofac Surg. 2006;64:429–433.

[12] Bahn SL. Glucocorticosteroids in dentistry. J Am Dent Assoc 1982;105:476–481.

[13] Segura-Egea JJ, Gould K, Hakan-Sen B et al. (2017) Antibiotics in Endodontics: a review. International Endodontic Journal 50, 1169–1184.

[14] Nishimura RA, Otto CM, Bonow RO, Carabello BA, Erwin JP, 3rd, Fleisher LA, et al. 2017 AHA/ACC Focused Update of the 2014 AHA/ACC Guideline for the Management of Patients With Valvular Heart Disease: A Report of the American College of Cardiology/American Heart Association Task Force on Clinical Practice Guidelines. Circulation 2017.

[15] Lindeboom JA, Frenken JW, Valkenburg P, van den Akker HP. The role of preoperative prophylactic antibiotic administration in periapical endodontic surgery: a randomized, prospective double-blind placebo-controlled study. Int endod J. 2005;38(12):877–881.

[16] Fouad AF, Byrne EB, Diogenes AR, Sedgley CM, Cha BY. AAE Position Statement: AAE Guidance on the Use of Systemic Antibiotics in Endodontics. J. Endod. 2017;43:1409–1413.

[17] Marcussen KB, Laulund AS, Jorgensen HL, Pinholt EM. A Systematic Review on Effect of Single-Dose Preoperative Antibiotics at Surgical Osteotomy Extraction of Lower Third Molars. J Oral Maxillofac Surg 2016;74:693-703.

[18] Sollecito TP, Abt E, Lockhart PB. et al. The use of prophylactic antibiotics prior to dental procedures in patients with prosthetic joints: Evidence-based clinical practice guideline for dental practitioners-a report of the American Dental Association Council on Scientific Affairs. J Am Dent Assoc. 2015;146(1):11–16.

[19] Campo J, et al. Oral complication risks after invasive and non-invasive dental procedures in HIV-positive patients. Oral Dis. 2007;13:110–116.

[20] Kanlayanaphotporn R, Janwantanakul P. Comparison of skin surface temperature during the application of various cryotherapy modalities. Arch Phys Med Rehabil 2005;86:1411–1415.

[21] Greenstein G. Therapeutic efficacy of cold therapy after intraoral surgical procedures: a literature review. J Periodontol 2007;78:790–800.

第4章 光学辅助设备和手术器械

Optical Aids
and Armamentarium

为了达到显微手术的精准度，必须使用光学辅助设备：放大镜（Loupes）或手术显微镜，还必须了解和掌握整个手术过程所需要的器械设备，包括手术器械、旋转器械和超声器械。

Ⅰ. 光学辅助设备

因为牙髓外科手术的部位小、操作精度要求高，为使手术过程更精准，术中必须使用放大设备[1]。为便于理解光学辅助设备的工作原理，先介绍两个基本概念：

工作距离：指物镜与工作区域之间的距离，它可以根据术者的需求进行调整。

景深：指在对焦平面上获得的清晰影像的空间范围。

这两个概念直接关乎使用者的视觉舒适度和质量。在实际应用中，工作距离为200～400mm，景深则随着放大倍数的增大而减小[2]（图4-1）。

在显微牙髓外科手术过程中，操作的区域位于牙槽窝内，因此有必要增加光源的亮度。光源的质量有助于提高视觉清晰度并改善视觉疲劳。一项文献结果显示，从40岁开始，眼睛对照明的需求每10年增加一倍[3]。

光学辅助设备有两种：放大镜和手术显微镜。

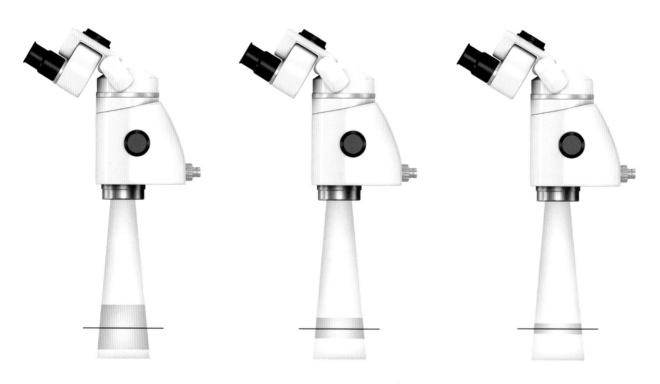

图4-1　景深随放大倍数而变化的图示。

A. 放大镜

放大镜需要固定到一个头托上（图4-2）或者眼镜上（图4-3），只能低倍放大，实际使用时一般能放大2.5～3.8倍。有些又大又沉、使用起来不舒适的可以放大到8倍。

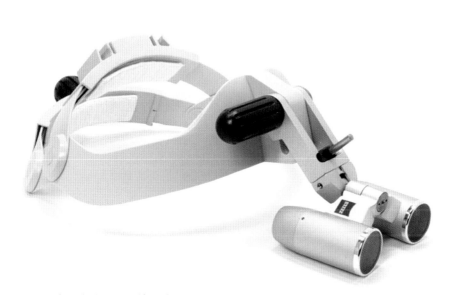

图4-2　安装在头托上的放大镜。

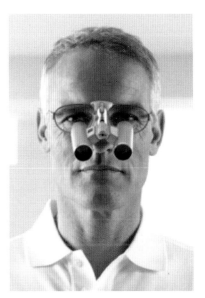

图4-3　安装在眼镜上的放大镜。

1. 优点

放大镜很容易适应。由于固定在头部，使用者可以采取一个好的体位[4]来保持眼睛和操作区域之间的工作距离，这在实际操作中易于实现。

2. 缺点

放大镜的放大倍数较低，达不到手术显微镜的放大倍数；而且支撑放大镜的鼻子或者头部所承受的重量较大。这类设备还需要配备一个补充光源，这种光源通常都有一个笨重的电力系统。因此，放大镜虽然很容易使用，但它的放大倍数有限，也很难整天佩戴。但是，即便是放大倍数低也总是要好于在裸眼下进行操作。

3. 放大镜的种类

Galilean放大镜

其原理接近于普通的放大镜，眼睛通过所有像差的外围区域接收到图像。因此，它只限于低放大倍数（最高3.8×）（图4-4）。

Kepler放大镜

通过棱镜的方式使主光线穿过镜头的中央，消除了大多数的像差。因此，这种放大镜的放大倍数更高（3.2～8×）（图4-5）。

图4-4　Galilean放大镜（低放大倍数）。

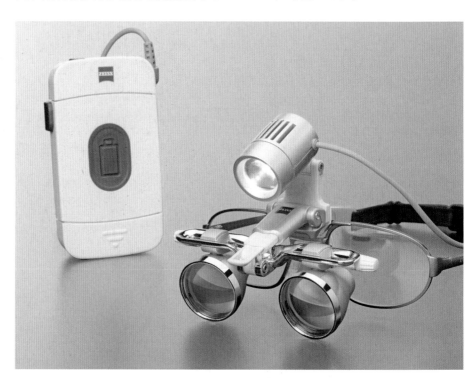

图4-5　Kepler放大镜（高放大倍数）。

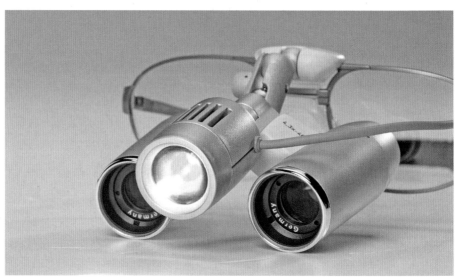

B. 手术显微镜

手术显微镜在20世纪90年代初被引入到牙髓外科手术中并逐渐成为必备工具[5]，目前已有多家制造商提供高质量的显微镜（图4-6~图4-10）。从1997年开始，美国大学的牙髓专科课程中教授手术显微镜下的牙髓治疗技术已成为常规。

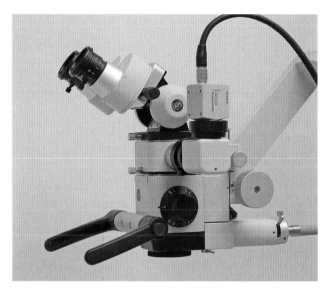

图4-6 Kaps显微镜。

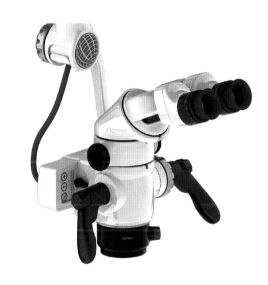

图4-7 Global显微镜。

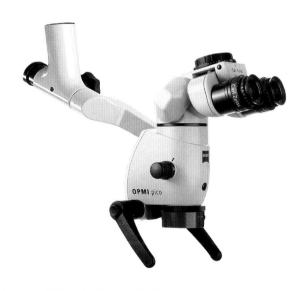

图4-8 蔡司公司的Pico显微镜。

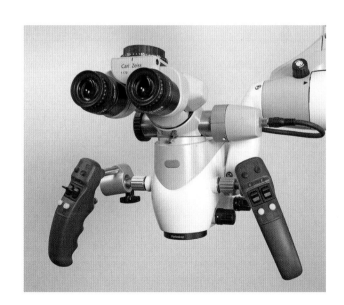

图4-9 蔡司公司的ProErgo显微镜。

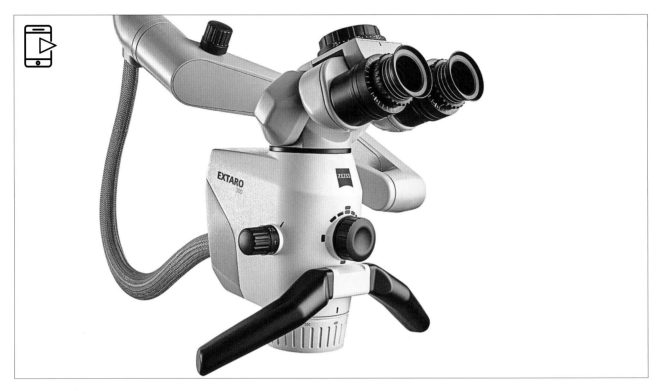

图4-10 蔡司公司的Extaro显微
镜。

放大镜的放大倍数不足以精确地捕捉到复杂的根尖解剖[6]（图
4-11）。Setzer等的研究表明，在牙髓外科手术中使用手术显微镜显著提
高了成功率[7]。手术的每一步都需要特定的放大倍数（图4-12），其中根
管倒预备和倒充填的新技术需要15倍的放大倍数，这只有手术显微镜才能
提供[8]。

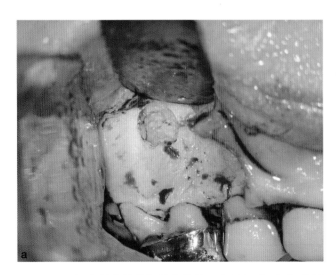

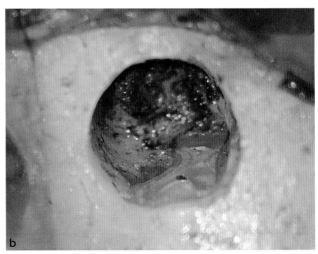

图4-11 （a）放大镜的低放大倍数无法观察到牙根切除断面的细节。（b）手术显微镜的高放大倍数可观察到牙根切除断
面的所有细节。

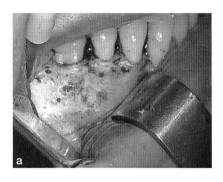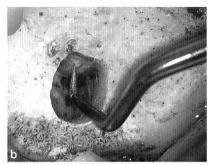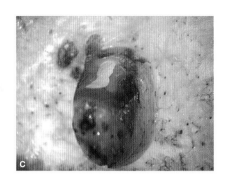

图4-12　（a）软组织处理时的低放大倍数视野。（b）根尖切除、根管倒预备、倒充填时的中放大倍数视野。（c）牙根切除断面和倒充填情况检查时的高放大倍数视野。

1. 手术显微镜的结构（图4-13）

物镜

物镜是图像从物体到眼睛经过的第一个光学元件。物镜的焦距各不相同，进而影响了显微镜的工作距离、放大倍数和分辨率。

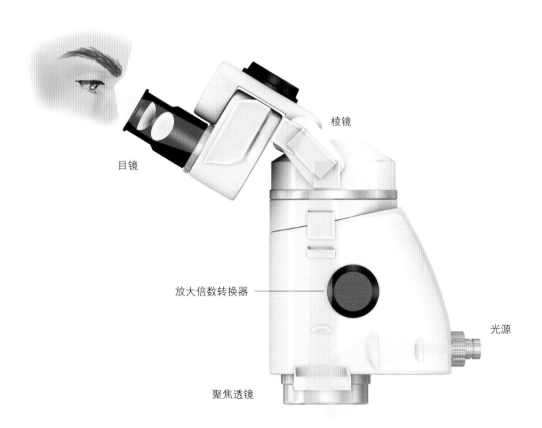

棱镜

目镜

放大倍数转换器

光源

聚焦透镜

图4-13　手术显微镜不同组件的图示。

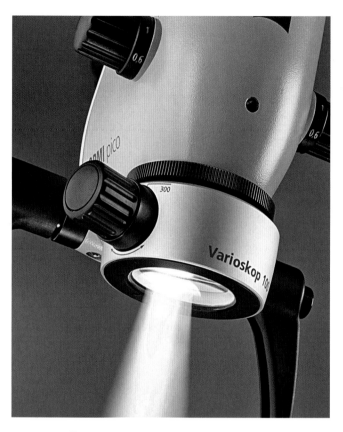

图4-14　蔡司公司Pico显微镜的变焦物镜可允许一定范围的工作距离调节。

根据医生的喜好和要进行的治疗操作，在购买显微镜时就选定了物镜。最常用的工作距离是200mm、250mm和300mm，这与物镜的工作距离大致一样。

也可以使用可变焦距的物镜，称为变焦物镜（图4-14）。它可以设置一个工作距离范围，以满足不同的应用和人体工程学的需求。根据显微镜的型号，变焦物镜的焦距为200～400mm。

这种变焦物镜也可用作一种精细的聚集装置。它的物镜系统由两组透镜组成，当聚集于一个选定的工作距离时，上组透镜会沿视轴重新定位。在工作距离范围内，操作者可手动调节焦平面。变焦物镜会有轻微的亮度下降，但可以通过使用更强大的氙气或LED光源来进行补偿。

放大倍数转换器

放大镜头可设置在放大倍数转换器或一个缩放系统内。

放大倍数转换器由一个转台组成，转台内含有两组不同放大倍数的望远镜系统（图4-15）。通过旋转转台的旋钮，可从不同的方向调整望远镜系统以获得不同的放大倍数。放大镜头通常提供4个放大倍数和1个没有光学元件的空挡，该空挡的放大倍数为1。

缩放系统可允许视野在概览和详细观察之间连续改变放大倍数。缩放系统由多个光学元件组成，其中有2个是可调节的。通过调节这2个元件的位置，操作者可在放大倍数范围内平滑连续地调整到不同的放大倍数。缩放系统可为手动的，也可为电动的。

目镜

目镜是形成最终图像的透镜。每个目镜会传递给眼睛一个稍微不同的图像来让眼睛感知深度。这种立体视觉由一个复杂的棱镜系统产生，最终的图像形成于无限远处，操作者就不用进行适应或聚焦，避免了视觉疲劳。目镜的末端有可调节的橡皮眼杯来保持眼睛与镜头之间有一定距离，以提供具有

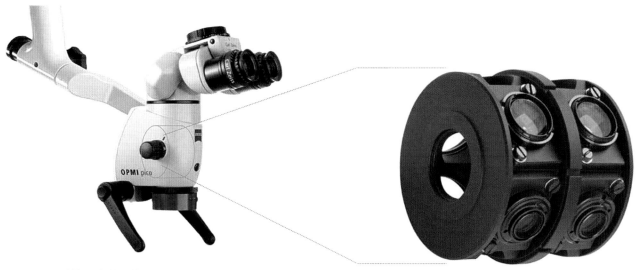

图4-15　5挡放大倍数转换器。

完整视野的正确图像。目镜系统可进行屈光度的调整以代偿两只眼睛间可能存在的视力差异。目镜的屈光度校正也可用于显微镜的对焦（图4-16）。

光源

手术显微镜通过镜面系统提供非常强大且聚焦良好的光线。与放大镜不同，显微镜的光源与视线是同轴的，因此工作区域的视野不会被阴影所阻挡。

光源类型可为卤素、氙气或LED。卤素光源来自传统的灯丝灯泡，因此会产热；氙气灯泡的亮度是卤素灯泡的3倍，而且消耗的能量更少，寿命更长，但缺点是费用昂贵；LED光源密集、强度高、静音，而且不产生热量。

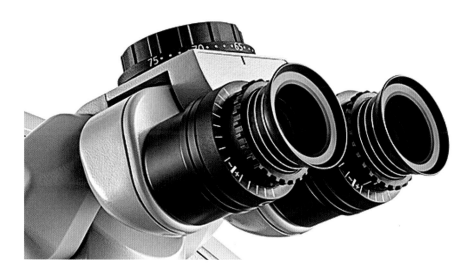

图4-16　可调节屈光度的目镜。

支架系统

显微镜的支架系统必须提供顺滑、舒适的操作手感，并且确保良好的稳定性。即使有落地支架（图4-17），显微镜也不应随意移动。它也可被安装于墙壁（图4-18）或天花板上（图4-19），安装方式的选择通常取决于牙科诊所的布局。在使用显微镜之前，非常重要的一步是仔细调整用于支撑显微镜头部的平衡臂。任何配件的添加（如摄像机）都会改变显微镜的重量和平衡。

手术时助手无法获得显微镜的直视视野，为解决这个问题，可在显微镜上加装第二个目镜或是摄像机。一般首选摄像机，它可让助手在一个外置显示屏上获得更大、更清晰的视野，以便更好地配合操作（图4-20）。

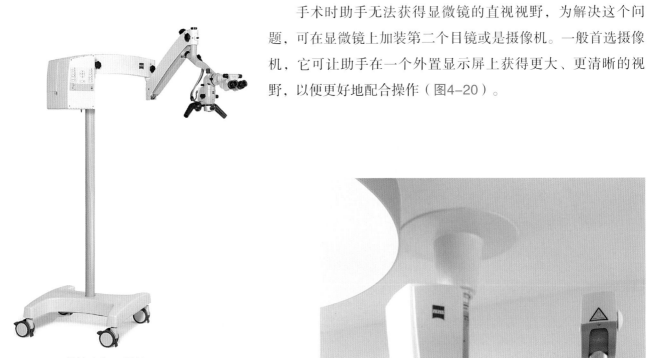

图4-17　落地支架显微镜。

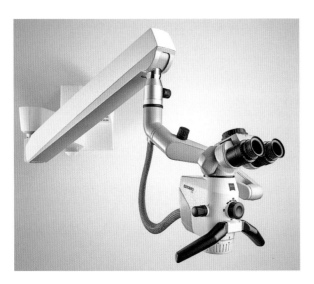

图4-18　安装于墙壁上的显微镜。

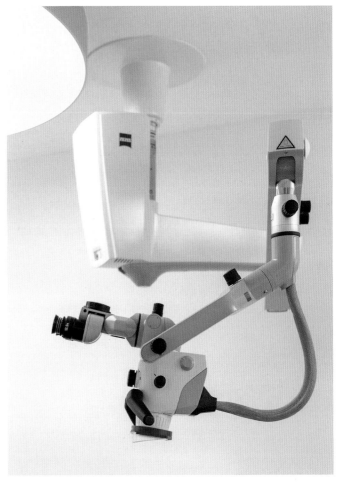

图4-19　安装于天花板上的显微镜。

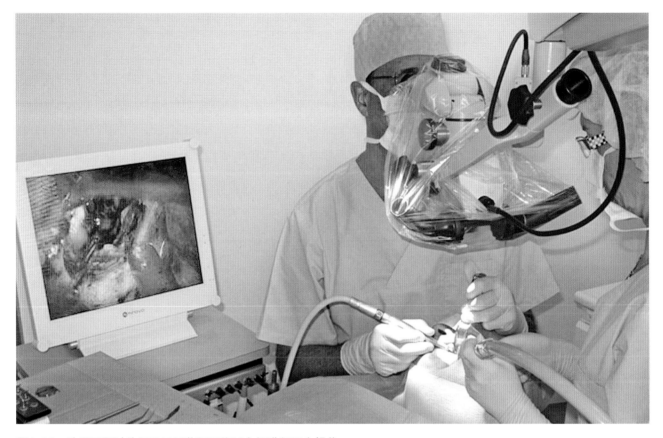

图4-20 助手可通过外置显示屏获得图像以方便进行配合操作。

2. 放大倍数的选择

切开

切开时一般使用低放大倍数（5×）以保持足够大的视野，但是涉及特殊解剖结构（如颏神经）时可调至更高放大倍数（10×）（图4-21）。

根尖切除和搔刮

根尖切除和搔刮在中放大倍数下进行（10×），而切除后的根尖表面需要在更高放大倍数下（15×）仔细检查，尤其是未治疗的根管、峡部、C形根管和可能发生隐裂或折裂处[9]（图4-22）。

根管倒预备

使用超声尖进行根管倒预备一般在中放大倍数（10×）而不是高放大倍数下进行，这样能更好地保证倒预备的方向与根管方向一致[10]（图4-23）。表面覆有金刚砂的超声尖的切割效率很高，在使用的全程都要注意避免方向错误。

在根管倒预备之后，需要在高放大倍数下（20×）使用小的显微口镜来间接观察根管内预备情况（图4-24）。

根管倒充填

根管倒充填这一步骤在中放大倍数（10×）下进行，充分确保根管倒充填材料被压实（图4-25）。

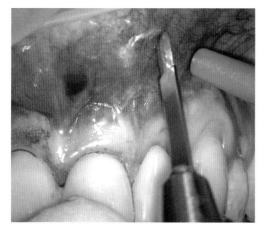

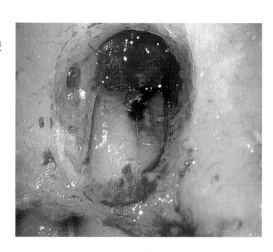

◀ 图4-21 切开时使用低放大倍数。

图4-22 高放大倍数下观察一例右上第一前磨牙的根尖，可清晰地观察到裂纹。 ▶

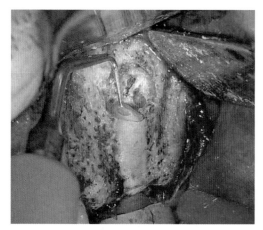

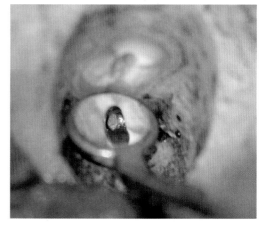

◀ 图4-23 中放大倍数下进行根管倒预备。

图4-24 高放大倍数下用小显微口镜观察倒预备后的根管。 ▶

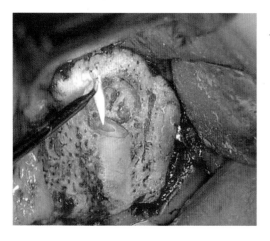

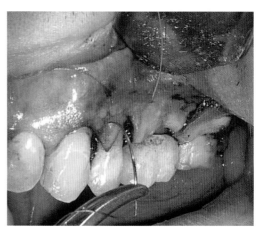

◀ 图4-25 中放大倍数下进行根管倒充填。

图4-26 低放大倍数下进行缝合。 ▶

缝合

软组织瓣的复位和缝合一般在低放大倍数（5×）下操作（图4-26）。如果需要进行龈乳头处的精细缝合，可将放大倍数调至更高（10×）[11]。

Ⅱ . 器械和材料

牙髓外科手术的器械需集中摆放在一个可置于患者胸部上方的器械台上（图4-27），这样术者就可以方便地使用动力装置（低速手机、高速手机、超声手柄），同时也便于术者和助手共同取用台面上的手术器械。患者的头面部及身体上方可覆盖无菌的一次性孔巾，以便于暴露术区（图4-28）。

从人体工程学的角度考虑，器械台上的手术器械要根据手术的操作步骤按照一定的顺序分组摆放（图4-29），每使用完一支器械，仍然放回原位。

A. 切开、翻瓣和牵拉

手术的第一步必备三种器械：刀片和刀柄、骨膜分离器、拉钩。

切开用的刀柄最好是圆形的，握持时像笔一样能进行更精细的操作（图4-30）。刀片通常选择#15C型号，适用于牙髓外科手术大多数的切口

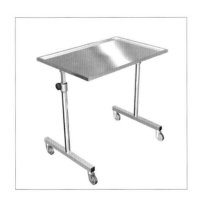

图4-27　可置于患者胸部上方的器械台。

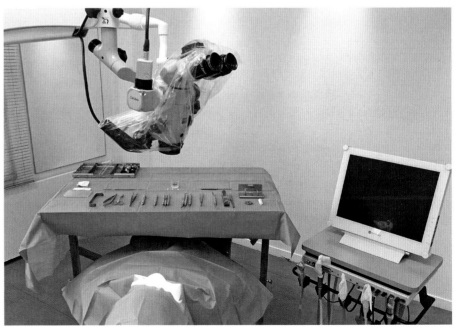

图4-28　手术区概览。

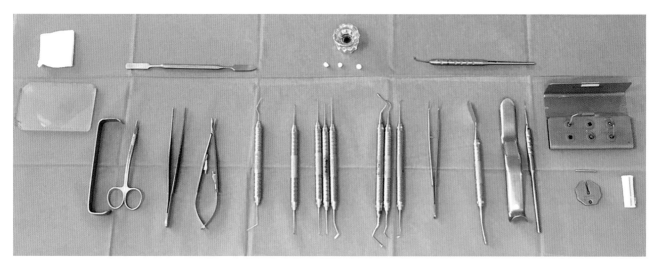

图4-29　器械台上的所有手术器械都按照一定的顺序摆放。

设计（图4-31），在特殊情况下也可以使用显微手术刀片（图4-32）（见第7章）。

切开后翻瓣所使用的是Prichard骨膜分离器（图4-33），它的尺寸比较

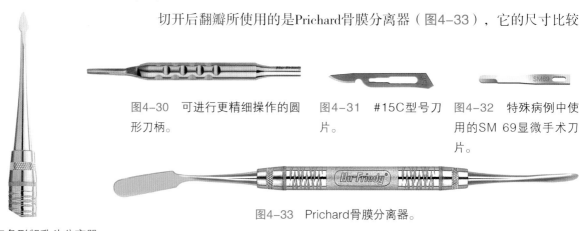

图4-30　可进行更精细操作的圆形刀柄。

图4-31　#15C型号刀片。

图4-32　特殊病例中使用的SM 69显微手术刀片。

图4-33　Prichard骨膜分离器。

图4-34　三角形龈乳头分离器。

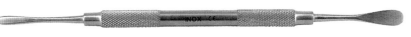

图4-35　Molt骨膜分离器。

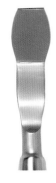

图4-36　Rubinstein拉钩，宽大的末端有助于牵拉软组织。

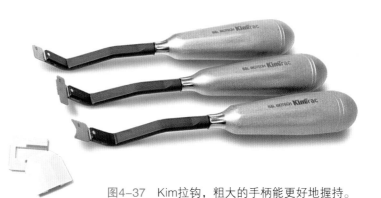

图4-37　Kim拉钩，粗大的手柄能更好地握持。

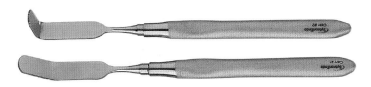

图4-38　Carr拉钩，手柄比较纤细，末端有2个不同的角度以
适用于不同的情况。

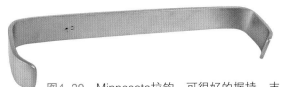

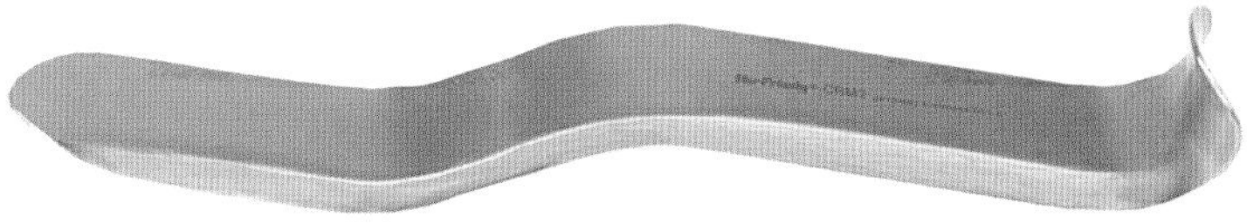

图4-40　Farabeuf拉钩，助手
用于辅助牵拉。

图4-39　Minnesota拉钩，可很好的握持，末
端比较宽以更好的牵拉术区的软组织。

适中，既能翻起龈乳头，又能用做整体的翻瓣，也有一些术者更倾向于使
用两种不同尺寸的分离器（图4-34，图4-35）。随后用一个足够宽的拉钩
（Rubinstein拉钩）（图4-36）来牵拉软组织以暴露术区。有一些拉钩的手
柄比较粗大以方便握持（Kim拉钩）（图4-37），有一些的手柄则比较纤
细（Carr拉钩）（图4-38），还有一些拉钩没有手柄以适用于不同的方向
（Minnesota拉钩）（图4-39）。这些不同的拉钩可组成一个套装，以适应
所有的解剖情况（如Rubinstein套装、Kim套装）。

　　为减少器械的数量，术者可选用一个既简单又符合人体工程学、可适
用于所有临床情况的主拉钩，助手则需要一个传统的辅助拉钩来牵拉软组
织（Farabeuf拉钩）（图4-40）。

　　以上这些步骤将在第7章和第8章详述。

B. 去骨、根尖切除、根尖搔刮和活检

　　这些步骤需要多种器械：1台高速涡轮手机和2支钻针、一套刮匙。

　　为了更容易地进入不同的术区，高速涡轮手机必须是45°反角手机，
因为传统的手机无法使钻针获得适合手术的理想角度。已有不同的公司生
产这些特殊的高速涡轮手机（图4-41）。钻针只需要2支：一支是有较大
直径（014）的长柄钨钢球钻（图4-42），用于大量冲洗下的去骨；另一
支是Zekrya手术加长钻针，用于去骨、根尖切除及倒充填材料的最后修整
（图4-43）。大多数的临床病例用一支Zekrya手术加长钻针即可，长柄钨
钢球钻主要用于穿通较厚的下颌颊侧皮质骨板，不能用于根尖切除。

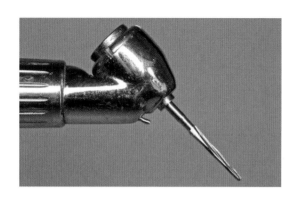

图4-41　45°反角高速涡轮手机，可提供更好的视野，且便于进入根尖区。

图4-42　手术用长柄钨钢球钻。

图4-43　Zekrya手术加长钻针，可用于去骨、根尖切除及倒充填材料的修整。

　　根据病变的形状、位置和大小，常用三种刮匙来搔刮病变组织：Lucas刮匙（图4-44）、牙周通用刮治器（Columbia 13/14号）（图4-45）以及一支像CK6之类的细小锋利的小刮匙（Jacquette刮匙）（图4-46）。如果要取活检送病理检查，还需准备一个装有固定液的小瓶（图4-47）。

　　盛于灭菌小金属杯中的硫酸铁[12]可用于止血（图4-48）。

　　使用微量吸管吸取亚甲基蓝用于突显牙根的轮廓并确定峡部和根折线（图4-49）。

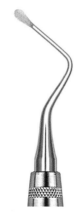

图4-44　Lucas刮匙用于较大病变的搔刮。

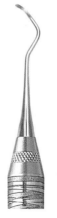

图4-45　Columbia刮治器可用于更精细的搔刮。

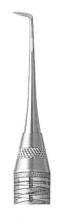

图4-46　Jacquette刮匙可搔刮到极细窄和不容易刮到的部位。

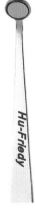

图4-50　圆形显微口镜。

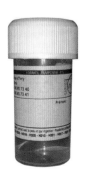

图4-47　装有4%缓冲甲醛溶液的容器。

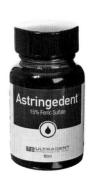

图4-48　硫酸铁用于止血。

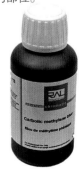

图4-49　亚甲基蓝可用于突显根尖区的结构。

小的显微口镜是必备的，用于观察根尖截面和根管倒预备的情况。显微口镜有不同的形状，圆形的最常用，更容易放置到病变骨腔内（图4-50）。

以上这些步骤将在第9章详述。

C. 根管倒预备和干燥

最好是使用安装在压电陶瓷式超声仪（Acteon、EMS、Spartan）[13]上的超声尖来进行根管倒预备。这种超声尖的运动方式是与超声手柄相一致的线性运动，而磁致伸缩式及气动声波式超声尖的运动方式更复杂、更难控制[14]。

超声仪有的安装在牙椅上，有的是独立的（图4-51）。需要注意的是超声仪分为两种接口系统，一种应用更广泛（Satelec、Spartan），另一种是EMS专有。

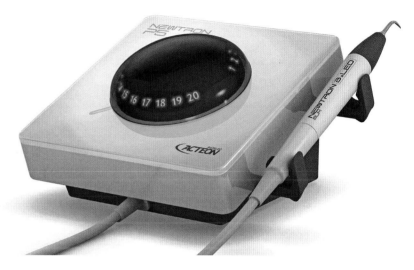

图4-51　压电陶瓷式超声仪（Newtron P5 Acteon）。

专用于牙髓外科手术根管倒预备的超声尖有很多种，由不同的厂家生产。这些超声尖的尖端覆盖有金刚砂，分为不同的长度和角度。

Endo Success Apical Surgery（Acteon）超声尖套装（图4-52）

这个套装包含5支超声尖。其中AS 3D、AS 6D、AS 9D具有位于同一平面的双弯设计，工作端的长度分别为3mm、6mm、9mm，因此对于直根管可最多预备到9mm，是目前市场上唯一能倒预备到这个长度的超声尖系列（图4-53）。AS RD和AS LD的2个弯折段位于不同的平面，工作端长度均

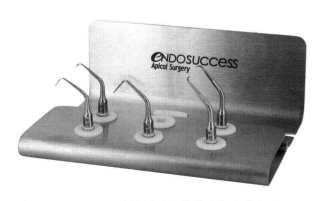

图4-52　用于牙髓外科手术的特殊超声尖套装［Endo Success Apical Surgery（Acteon）］。

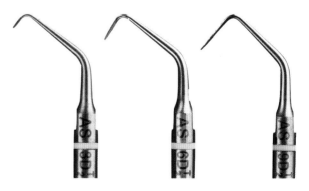

图4-53　Endo Success Apical Surgery套装里的AS 3D（工作端长度3mm）、AS 6D（工作端长度6mm）、AS 9D（工作端长度9mm）。

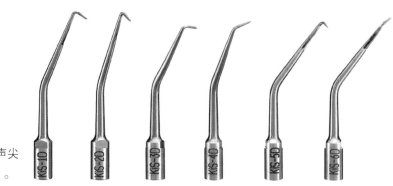

图4-54 KiS超声尖（Sybron Endo）。

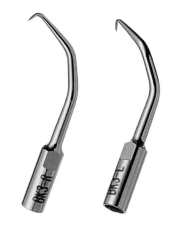

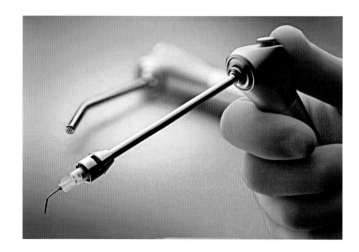

图4-55 具有3个弯折段的BK3超声尖（Sybron Endo）。

图4-56 Stropko适配器用于倒预备根管内的干燥。

为3mm，可选用于右侧或左侧后牙区。

KiS超声尖（Sybron Endo）（图4-54）

KiS套装包含1D到6D，6支超声尖。KiS-1D和KiS-2D的2个弯折均在同一平面，有3mm的金刚砂工作端，不同的是KiS-1D的超声尖直径为0.5mm，KiS 2D为0.7mm。其他4支超声尖的2个弯折位于不同的平面，工作端长度均为3mm，直径均为0.5mm，可选用于右侧和左侧后牙区，其中KiS-3D和KiS-5D的尖端角度为75°，KiS-4D和KiS-6D的尖端角度为110°。

BK3超声尖（Sybron Endo）（图4-55）

BK3包括左右2支金刚砂超声尖（BK3R和BK3L）。工作端长度为3mm，具有位于2个不同平面的3个弯折段，结合了位于一个平面的双弯尖（前牙）和位于2个不同平面的双弯尖（后牙）的优点。这种独特的弯折方式可适用于全口所有的区域，尤其适用于下颌磨牙、上颌第二磨牙、腭根、侧支根管。

Denstply pro ultra surgical超声尖

这个套装与Sybron Endo KiS套装相似，可同时适用于两种接口系统的超声仪（Acteon和EMS）。

进行根管充填前，必须对预备后的根管进行干燥，可通过两种方式实现：一是用无菌纸尖擦干；二是用气流直接吹到根管内干燥。第二种方法更好，但需要在三用枪上装一个Stropko适配器，把细小的针头安装上去（图4-56）。

这些步骤将在第10章详述。

D. 根管倒充填

这一步需要用到充填材料和充填器械。

充填材料

可使用两种材料进行充填：树脂增强的氧化锌丁香酚（IRM和Super EBA）[15]和第一代（MTA Pro ROOT，Angelus）[16]或第二代生物陶瓷材料（TotalFill-Biodentine）[17]。

充填器械

调拌IRM和MTA材料需要用到玻璃板和调刀，最新一代的生物陶瓷材料则已不再需要调拌。因为MTA特殊的黏稠度，可以用两种工具进行充填：MTA输送器或Lee成型块。

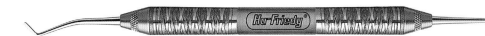

图4-57 Hu-Friedy调刀可将倒充填材料运送至根管内。

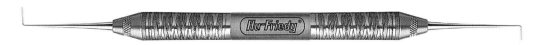

图4-58 Hu-Friedy显微充填器的两端具有不同的工作长度，可用于压实更深部的充填材料。

可用一个调刀将材料运送到预备好的根管内（图4-57），再用充填器将根管内的材料压实。用于压实材料的充填器有多种，大多数都是3mm长，但有一种特殊的充填器（图4-58）可用于更深的根管洞型（长达9mm），它一端的工作长度为4.5mm，另一端的工作长度为6mm。

这些步骤将在第11章详述。

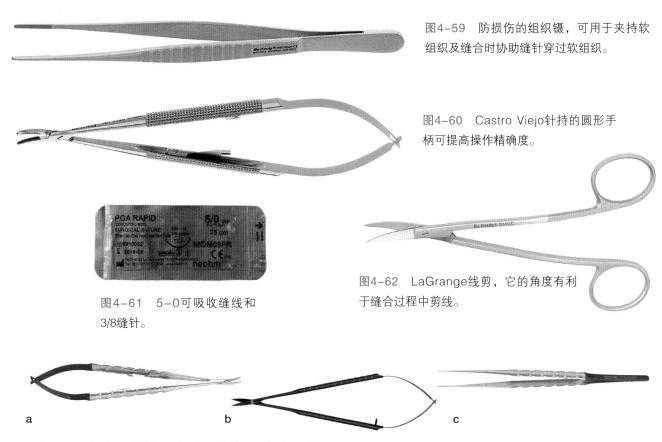

图4-59 防损伤的组织镊，可用于夹持软组织及缝合时协助缝针穿过软组织。

图4-60 Castro Viejo针持的圆形手柄可提高操作精确度。

图4-61 5-0可吸收缝线和3/8缝针。

图4-62 LaGrange线剪，它的角度有利于缝合过程中剪线。

a   b   c

图4-63 （a）显微针持。（b）显微剪刀。（c）显微镊子。

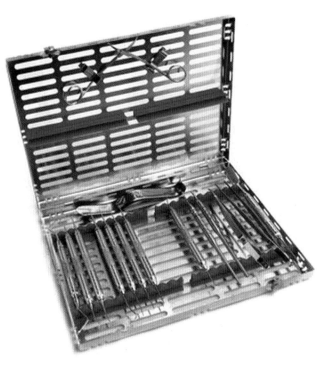

图4-64 专用于牙髓外科手术的Hu-Friedy器械套装（由Dr. Bertrand Khayat提供）。

E. 瓣复位和缝合

这一步骤需要准备组织镊、针持、缝线和弯剪。

组织镊既要进行黏骨膜瓣的操作，又要协助缝针穿过软组织。镊子的末端是锯齿状的，没有尖齿，一方面可减少对软组织的损伤，另一方面便于夹缝针（图4-59）。

Castro Viejo针持，可增加操作的精确度，在握持时使手指更接近于缝针（图4-60）。

缝合时一般使用5-0可快速吸收的聚乙醇酸缝线和3/8倒三角针（图4-61）。

　　助手可使用LaGrange弯剪来剪断缝线（图4-62）。

　　可用一套显微手术缝合器械来操作纤弱、易撕裂的软组织（图4-63）。

　　可根据自己的需要配备一个器械套装，或者直接使用一个已商品化的专为显微牙髓外科手术设计的套装（图4-64）。

　　以上步骤将在第8章详述。

关键点

在牙髓外科手术中必须使用放大设备。

放大镜使用起来比较简单，但放大效果有限。

显微镜的放大倍数更高（最高达25×），因此更推荐使用。

牙髓外科手术需要使用特殊的器械。

这些器械要按照一定的使用顺序摆放在置于患者胸部上方的器械台上。

有专用于牙髓外科手术的器械套装。

使用安装在45°反角手机上的Zekrya手术加长钻针来进行去骨和根尖切除。

使用安装在压电陶瓷类超声仪上的特殊超声尖来进行根管倒预备。

根管倒充填的材料为树脂增强的氧化锌丁香酚或生物陶瓷材料。

缝合时使用（5-0）可吸收聚乙醇酸缝线或（6-0）聚丙烯缝线。

参考文献

[1] Perrin P, Neuhaus KW, Lussi A. The impact of loupes and microscopes on vision in endodontics. Int Endod J. 2014;47:425–429.

[2] Shanelec DA. Optical principles of loupes. J Calif Dent Assoc. 1992;20:25–32.

[3] Burton JF, Bridgman GF. Presbyopia and the dentist: The effect of age on clinical vision. Int Dent J. 1990;40:303–312.

[4] Maillet JP, Millar AM, Burke JM, Maillet MA, Maillet WA, Neish NR, et al. Effect of magnification loupes on dental hygiene student posture. J Dent Educ 2008;72:33-44.

[5] AAE Special Committee to Develop a Microscope Position Paper. AAE position statement. Use of microscopes and other magnification techniques. J Endod 2012;38:1153–1155.

[6] Kim S, Pecora G, Rubinstein R. Color Atlas of Microsurgery in Endodontics. Philadelphia: Saunders, 2001.

[7] Setzer FC, Kohli MR, Shah SB, Karabucak B, Kim S. Outcome of Endodontic Surgery: A Meta-analysis of the Literature-Part 2: Comparison of Endodontic Microsurgical Techniques with and without the Use of Higher Magnification. J Endod 2012;38(1):1–10.

[8] Kim S, Kratchman S. Modern endodontic surgery concepts and practice: a review. J Endod. 2006;32(7):601–623.

[9] Slaton CC, Loushine RJ, Weller RN, Parker MH, Kimbrough WF, Pashley DH, et al. Identification of resected root-end dentinal cracks: A comparative study of visual magnification. J Endod. 2003;29:519–522.

[10] Wuchenich G, Meadows D, Torabinejad M. A comparison between two root end preparation techniques in human cadavers. J Endod 1994;20:279–282.

[11] Burkhardt R, Hürzeler MB. Utilization of the surgical microscope for advanced plastic periodontal surgery. Pract Periodontics Aesthet Dent. 2000;12:171–180.

[12] Von Arx T, Jensen SS, Hänni S, Schenk RK. Haemostatic agents used in periradicular surgery: an experimental study of their efficacy and tissue reactions. Int Endod J. 2006;39:800–808.

[13] Carr GB. Ultrasonic Root End Preparation. Dent Clin North Am 1997;41(3):541–554.

[14] De Paolis G, Vincenti V, Prencipe M, Milana V, Plotino G. Ultrasonics in endodontic surgery: A review of the literature. Ann Stomatol (Roma) 2010;1:6–10.

[15] Zuolo ML, Ferreira MO, Gutmann JL. Prognosis in periradicular surgery: a clinical prospective study. Int Endod J 2000;33(2):91–98.

[16] Kim E, Song JS, Jung IY, Lee SJ, Kim S. Prospective clinical study evaluating endodontic microsurgery outcomes for cases with lesions of endodontic origin compared with cases with lesions of combined periodontal-endodontic origin. J Endod 2008;34:546–551.

[17] Shinbori N, Grama AM, Patel Y, Woodmansey K, He J. Clinical outcome of endodontic microsurgery that uses EndoSequence BC root repair material as the root-end filling material. J Endod. 2015;41(5):607–612.

第5章　人体工程学与工作位置

Ergonomics
and Working Positions

在遵循特定规则的情况下可以在牙科诊所中开展牙髓外科手术。牙髓外科手术必须使用显微镜，并在直视状态下进行。

常规牙髓治疗是在非直视状态下进行，口镜各个方向的角度易于调节，与之不同的是，牙髓外科手术中术区的观察显示效果取决于显微镜与患者的位置关系。

术者和助手要想在最佳条件下实施整个手术，就必须在患者周围采用符合人体工程学的坐姿和位置，以利于开展四手操作。

Ⅰ.工作环境

通常来说，感染的风险是外科手术过程中的一个主要问题，必须尽可能避免[1]。因此，外科医生在手术室内进行操作，手术室的设计需要满足抗感染的要求：包括对手术室地面及墙壁进行消毒，使用层流通风系统减少空气传播的污染以及对气闸进行净化。在口腔外科手术中，手术操作是在有感染的环境中进行，因此不需要如此高水平的无菌条件。如果遵守特定的预防措施，则可以在牙科诊所中开展口腔外科手术[2]。口腔外科手术的组织和无菌原则也适用于牙髓外科手术。

A. 手术室

手术室必须遵循无菌原则，可重复清洁。

相关规则包括：

· 手术特定使用，且具备良好的设计与布局。

· 当需要满足新的布局和无菌标准时可以升级。

手术室必须有地板和可被有效清洁的工作表面。

手术过程中应使用无菌水或净化水[3]。

牙髓外科手术中不需要对空气进行特殊处理，但是手术室的通风[4]、表面消毒和护理人员的有序走动可以限制空气污染的播散[5]。

B. 患者、术者和助手的准备

牙髓外科手术前为患者进行的准备工作包括：

· 服装，包括鞋套和手术帽。

· 铺巾，包括无菌手术孔巾，孔洞位置可以暴露口腔。

术者和助手的准备工作包括：

· 穿着特制的非消毒服，包括束腰手术外衣和手术裤。

· 穿着无菌罩衣。

· 穿着洞洞鞋、戴外科口罩、手术帽和防护眼镜。

· 戴无菌手术手套。

C. 手术操作前准备

手术室应在患者抵达前就准备就绪，但是相关的器械设备应在手术开始前才安装摆放，以避免无菌器械暴露时间过长。使用无菌台布覆盖工作区域、操作台面及其他可能在手术中引起感染的物体表面。从器械包中取出手术器械排列齐整并用无菌台布覆盖，在手术开始时才移除台布，露出手术器械。为减少细菌污染的风险，缩短手术时间非常重要[6]，因此恰当的坐姿和良好的配合至关重要。

Ⅱ. 术者的体位

A. 肌肉骨骼疾患（MSDs）

牙科是肌肉骨骼疾患（MSDs）的高风险职业[7]。牙髓外科手术需要术者长时间保持固定的体位。如果体位不正确的话，会很快导致产生MSDs[8-9]。

以下姿势会加剧MSDs的出现，应在操作中注意避免：

· 术者躯干相对于臀部旋转。

· 术中手肘抬高。

· 肩膀不平行于地面。

B. 符合人体工程学的体位（图5-1）

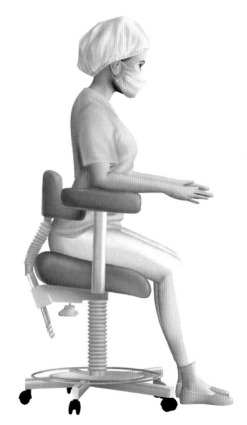

理想的体位[10]应该可以在舒适和无损伤的方式下完成任何牙髓外科手术。根据手术部位的不同（上颌或下颌、后牙或前牙），体位会略有差异，但都需要符合特定的要求：

· 头部轻微向前倾斜0°~20°角。

· 背部挺直，腰部有支持。

· 手臂下垂，与躯干成0°~25°角。

· 前臂平行于地面或升起0°~10°角。

· 大腿与躯干成105°~125°角。

· 脚平放于地面。

尽管在手术中不可能总是满足以上所有要求，但操作者必须以此作为努力达到的目标。

图5-1　符合人体工程学的体位。

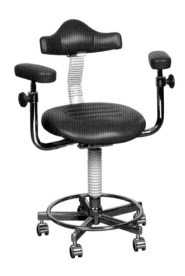

图5-2 符合人体工程学的手术医师椅，具有良好的靠背支撑和可调节的扶手。

1. 手术医师椅（图5-2）

为便于获得符合人体工程学的体位，手术医师椅应具备以下特点[11]：

· 椅子高度可以调节（一般理想高度为术者身高的1/4）。

· 椅面相对于地面的角度可调节。

· 腰部支持的高度和前后方向可调节。

· 扶手的高度和侧方位置可调节。

2. 光学辅助设备

光学辅助设备在牙髓外科手术中必不可少，其应用有助于采用符合人体工程学的操作体位[12]。

在裸眼手术时，术者会试图减少工作距离以便更仔细地观察术区。术者由于背部弯曲而处于创伤性的体位，眼睛需要适应，因此容易导致视觉疲劳。使用头戴式放大镜大大改善了视觉效果，但是仍不能获得理想的颈部位置。使用手术显微镜可以让术者重新获得符合人体工程学的体位[13]（图5-3），眼睛无须额外调节即可获得良好的视觉效果。

在操作中，必须首先保证术者及助手具备符合人体工程学的体位，体位的调节应该在手术开始前完成。患者的体位和手术显微镜的位置需要根据手术部位进行二次调整。

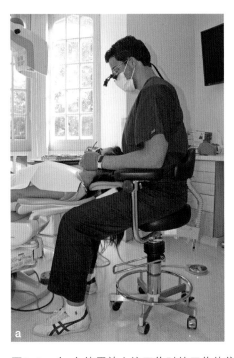
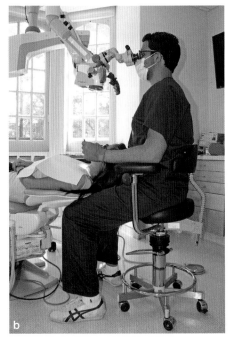

图5-3 （a）使用放大镜工作时的工作体位。（b）使用显微镜时的工作体位。

Ⅲ. 患者的体位和显微镜的位置

A. 患者的体位

患者的体位在辅助获得手术入路方面起着决定性作用。虽然理想情况下在手术过程中要让患者保持舒适，但是为了改善对根尖区域的观察，有时需要让患者采用略微不太舒适的体位。根据治疗牙位的不同，患者的头部需要在轴向和侧向2个维度上调整移动。

1. 轴向

通过调节牙椅靠背和头枕，可以在患者身体的长轴方向上调节患者头部的位置。

在前牙区域手术中，无论是上颌牙还是下颌牙，患者都不需要进行侧向倾斜。但是有必要根据手术的不同阶段要求患者抬起或放低头部。可以将手术分为切开、翻瓣、缝合阶段与去骨、根管倒预备、根管倒充填阶段来进行体位调节。

上颌前牙手术中，切开和翻瓣时患者的头部处于水平位（图5-4）；随后在进行根尖切除、根管倒预备和根管倒充填时，将牙椅调平，患者的头部前倾（图5-5）。缝合时再次将患者的头调回到水平位。

下颌前牙手术中，切开和翻瓣时患者的头轻微向前倾斜。根尖切除、根管倒预备和根管倒充填时患者的头部需要尽可能后仰（图5-6）。缝合时头部恢复到初始位置，保持轻微前倾。

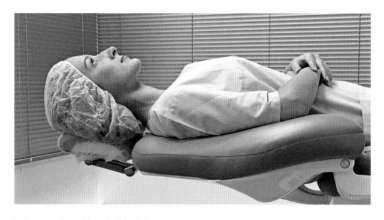

图5-4 患者的头部处于水平位。

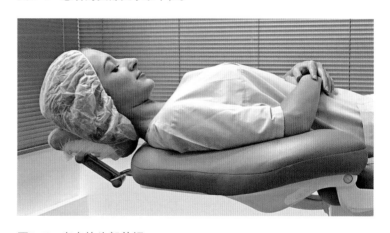

图5-5 患者的头部前倾。

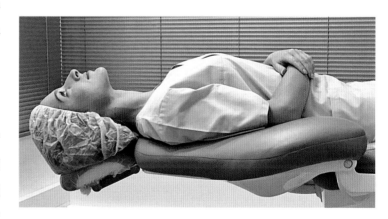

图5-6 患者的头部后仰。

2. 侧向

在后牙区手术时，患者的头部需要根据手术部位向左侧或右侧倾斜。牙椅本身不能进行侧向的调节。为了避免患者因颈部扭转而导致颈椎疲劳，可以要求患者头部扭转时向同侧轻微转动身体，以获得更为舒适的体位（图5-7）。在患者的背部放置一个垫子，以稳定患者的身体。抬高头枕，为肩膀留出空间。也可以使用较小的记忆泡沫垫来抬起并稳定患者的头部（图5-8）。

身体位于侧卧时，仍然可以通过向前或向后倾斜头部来改善头部的位置，以方便获得上颌或下颌的入路（如上所述）（图5-9）。

图5-7 （a）患者身体处于水平位置，以进行前牙手术。（b）患者的身体处于略微侧卧的位置，以进行后牙手术。

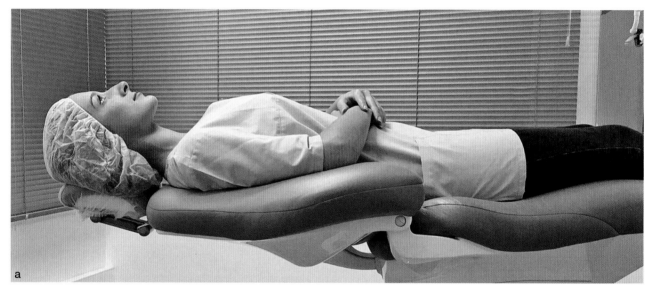

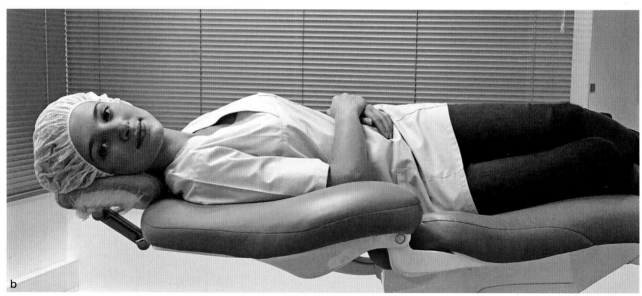

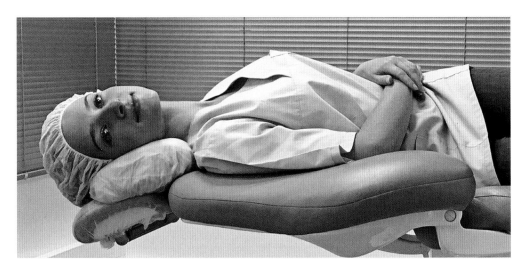

图5-8 记忆泡沫垫可放置在头枕和头部之间提高患者的舒适度。

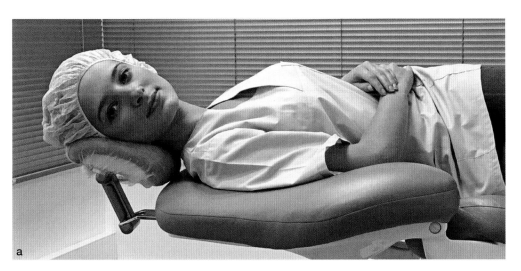

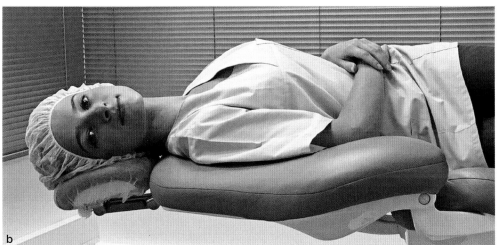

图5-9 （a）患者侧卧，头部略微向前倾斜。（b）患者侧卧，头部略微向后倾斜。

B. 显微镜的位置

除了患者的头部外，还可以稍微改变显微镜的位置，以改善手术部位的视野。但是，这些变化必须很小，因为它们可能导致改变术者本来符合

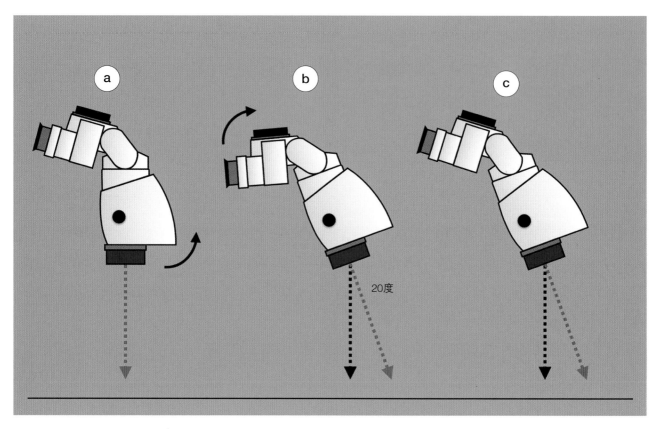

20度

图5-10 （a）处于垂直位置的显微镜。（b）物镜以20°角向前倾斜。（c）物镜以20°角向前倾斜，双筒目镜调节后的位置。

人体工程学的姿势。还有可能因为手相对于身体的位置发生移动而导致丢失常规的参照。

显微镜的前后倾斜可以与侧向倾斜区分开。当物镜向前倾斜时，显微镜向前倾斜（图5-10）。

1. 前后倾斜

具有可调节角度双筒目镜的显微镜才可以前后倾斜。通过倾斜相当于完成了患者头部的移动：在上颌牙根管倒预备和倒充填步骤中，当患者向前倾斜头部时，可以将显微镜物镜向前倾斜以在根管长轴方向上获得尽可能大的视角（图5-11）。对于处理下颌牙，患者的头部向后倾斜，物镜可以旋转稍微向后倾斜（图5-12）。

2. 侧向倾斜

侧向倾斜的角度并不总是能够在显微镜上获得。由于侧向倾斜会产生
不对称的位置，导致术者疲劳，因此在牙髓外科手术中很少使用。

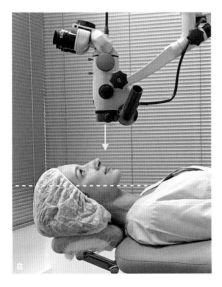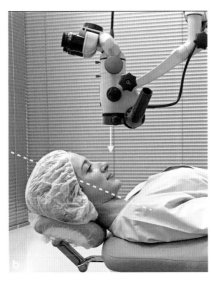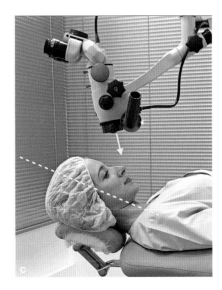

图5-11 （a）患者及其头部处于水平位置，显微镜处于垂直位置，用于上颌前牙手术的切开和翻瓣。（b）患者头部向前倾斜。（c）显微镜物镜向前倾斜，用于上颌前牙去骨、根管倒预备及倒充填。

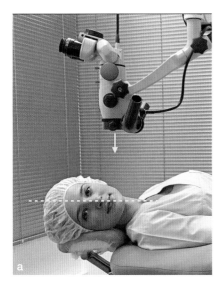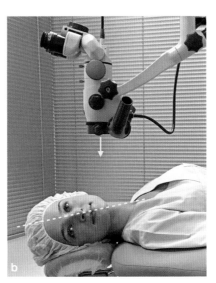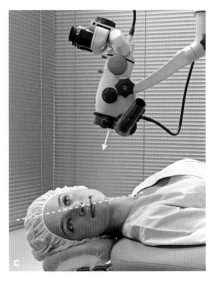

图5-12 （a）患者及其头部处于侧向位置，显微镜处于垂直位置，用于左下后牙切开、翻瓣。（b）患者头部向后倾斜。（c）显微镜物镜向后倾斜，用于左下后牙去骨、根管倒预备及倒充填。

Ⅳ. 牙髓外科手术中的四手操作

A. 术者和助手的位置

术者的位置不应固定，需根据手术区域的位置而相应变化[14]。

术者可以在8点位置和12点位置之间移动（图5-13）。位置的变化能够确保术者在每个区段手术中都能以相对舒适的方式定位拉钩，并且避免在术者和助手之间发生过多的手交叉。

助手可以在1点位置和3点位置之间移动。这种较小的变化确保助手始终位于监视器的轴向上，监视器可以位于助手正前方、术者背后或旁边。该位置范围还有利于助手在获取操作台上器械的同时，不会导致躯干过度旋转[15]。

不建议助手在偏离中心的4点位置。助手可能会被患者的肩膀影响，离手术部位过远，而且不容易获取操作台上的手术器械[16]。

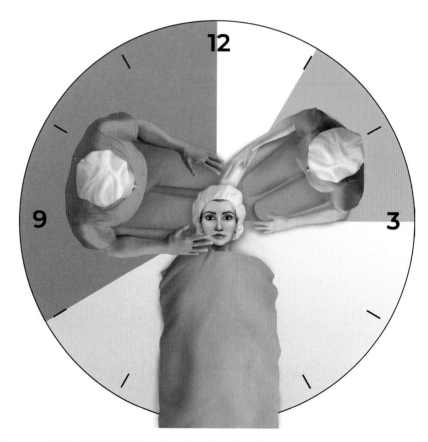

图5-13　术者和助手的位置图。术者移动的区域为紫色，助手移动的区域为黄色。

B. 四手操作的作用

牙髓外科手术必须在助手配合下进行。本节中描述的所有位置均适用于惯用右手的术者，他/她使用右手操作所有器械。

1. 工作器械

术者的右手将根据不同手术步骤握持所需的各种器械，并且始终位于要治疗的牙齿附近。在操作过程中，这只手的位置不会改变，其余三只手围绕它，并共同配合使其工作更加轻松。

2. 吸引器

除了倒充填步骤外，助手在手术过程中全程握持吸引器。倒充填时，助手需要用双手准备材料，在这个短暂时间内可以由医生握持吸引器。

3. 主拉钩

主拉钩的目的是为工作手握持的器械提供必需的空间。翻瓣后，将其固定在靠近骨腔的骨面上，确保组织瓣离开术区（图5-14）。主拉钩始终与骨面接触，根据待治疗的牙齿由医生或助手来握持固定。它可防止组织瓣受到旋转器械的损伤，确保良好的手术视野，并在倒充填时保护根尖区域。

4. 辅助拉钩

辅助拉钩由助手或术者根据要治疗的牙齿来握持。它不一定需要与骨面接触，其主要功能是改善手术部位的可见性。

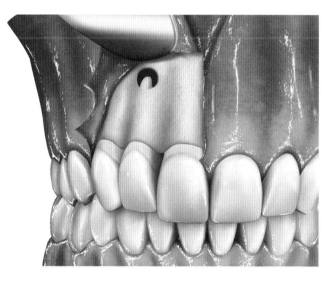

图5-14　主拉钩位于骨腔附近的骨面上并牵拉开组织瓣。

C. 软组织牵拉

牙髓外科手术应在患者上下牙咬合的状态下进行。这个位置可以确保患者的脸颊和嘴唇最为松弛，从而更好地暴露手术部位。

拉钩应尽可能地向握持者自身方向牵拉，如果拉钩向远离握持者方向拉动会导致过度的肌肉疲劳，操作中应避免产生这种疲劳。

辅助拉钩完成软组织的牵开。吸引器除了控制出血的主要作用外，在后牙区域还能在很大程度上帮助牵拉开嘴唇。

D. 按区段划分的四手操作位置

口腔内每个区段都有各自的特点，必须在操作中加以考虑。通常术者在患牙的另一侧工作比较容易，对于惯用右手的人来说，患者的左侧区段比右侧区段更容易操作。手的位置应与前臂在同一直线上，以免在手腕上产生应力。

1. 上颌前牙区段（图5-15）

术者位置在10点至11点之间，助手位置在2点至3点之间。

术者右手握持工作器械，左手握持主拉钩。

助手左手握持吸引器，右手握持辅助拉钩。

在此区段操作中，四只手位于不同的方向，不会互相交叉，也不会互相阻碍。它们相对于术者和助手的身体都处于自然放松的位置。

2. 左上后牙区段（图5-16）

术者位置在10点至11点之间，助手位置在2点至3点之间。

术者右手握持工作器械，左手握持主拉钩。

助手右手握持吸引器，左手握住辅助拉钩。

在此区段操作中，四只手的位置几乎与上颌前部区域相同。通过旋转患者的头部可以将手术部位调整至与上前牙类似的位置。因此，在该区段操作中也能保持四只手的平衡。

3. 下颌前牙区段（图5-17）

术者位置在11点至12点之间，助手位置在2点至3点之间。

术者右手握持工作器械，左手握持辅助拉钩。

助手右手握持吸引器，左手握持主拉钩。

在此区段操作中，术者位于患者头部后方，因为牵拉方向不能朝向术者，所以术者不应握持主拉钩，需要将主拉钩交给助手，助手可以将其保持在更加舒适的位置。术者在握持辅助拉钩时要注意不要干扰助手的右手。

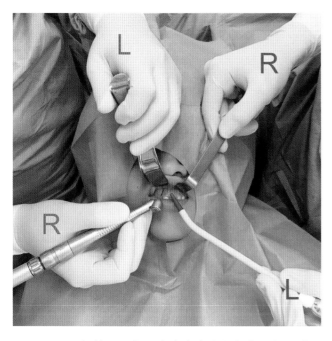

图5-15 上颌前牙区段手术中术者（红色字母）和助手（蓝色字母）的右手和左手位置。

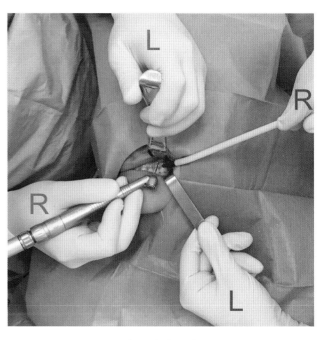

图5-16 左上后牙区段手术中术者（红色字母）和助手（蓝色字母）的右手和左手位置。

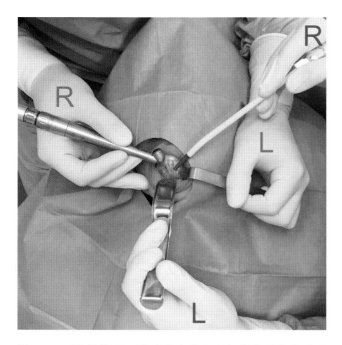

图5-17 下颌前牙区段手术中术者（红色字母）和助手（蓝色字母）的右手和左手位置。

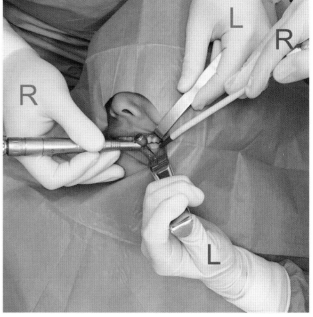

图5-18 左下后牙区段手术中术者（红色字母）和助手（蓝色字母）的右手和左手位置。

4. 左下后牙区段（图5-18）

术者位置在11点至12点之间，助手位置在2点至3点之间。

术者右手握持工作器械，左手握持辅助拉钩。

助手右手握持吸引器，左手握持主拉钩。

在此区段操作中，四只手的位置几乎与下颌前牙区段相同。通过旋转患者的头部可以将手术部位调整至与下前牙类似的位置。在这个位置的操作配合中，位于颏神经附近的主拉钩由助手握持。当术者同时握住工作器械和主拉钩时，双手的控制可以互相协调，如果拉钩滑开，术者能立即停止器械的转动。当助手握住主拉钩时，这种相互协调控制不再存在。因此，在左下后牙区段手术时，可以在皮质骨上制备一个凹槽，以帮助助手将拉钩稳定准确地固定在适合的位置。

5. 右上后牙区段（图5-19）

术者位置在9点至10点之间，助手位置在2点至3点之间。

术者右手握持工作器械，左手握持辅助拉钩。

助手左手握持吸引器，右手握持主拉钩。

在此区段操作中，术者也可以握持主拉钩。但这会导致辅助拉钩距离助手过远，助手将被迫推动辅助拉钩以将其保持在适当的位置。因此，将主拉钩交由助手的右手握持以防止手交叉。

6. 右下后牙区段（图5-20）

术者位置在8点至9点之间，助手位置在1点至2点之间。

术者右手握持工作器械，左手握持主拉钩。

助手右手握持吸引器，左手握持辅助拉钩。

对于惯用右手的人来说，这可能是最为精巧困难的手术区域。在此区段操作中，2个拉钩位于同一侧，使用吸引器补充辅助牵拉开嘴唇。这避免了吸引器与工作器械的交叉。辅助拉钩由助手的左手握持，位于医生的右手下方，请注意不能影响医生操作。

2个拉钩可位于颏孔的两侧，以免颏神经受压。

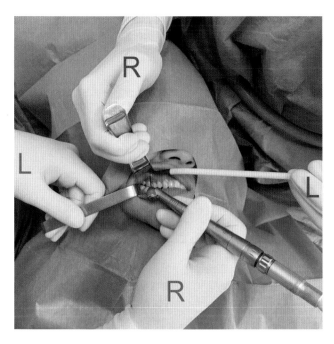

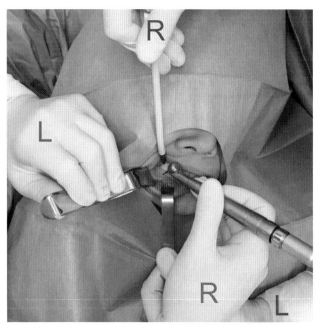

图5-19　右上后牙区段手术中术者（红色字母）和助手（蓝色字母）的右手和左手位置。

图5-20　右下后牙区段手术中术者（红色字母）和助手（蓝色字母）的右手和左手位置。

关键点

牙髓外科手术最好在专用房间内进行，但是也可以在符合无菌条件的前提下在常规的牙科诊室中进行。

术者必须使用合适的手术医师椅和手术显微镜，以符合人体工程学的姿势进行操作，以避免发生肌肉骨骼疾患（MSDs）。

根据手术部位调整患者的体位和显微镜的位置，以提高根尖区域的可见性。

术者可以在8点位置和12点位置之间移动，助手可以在1点位置和3点位置之间移动。

牙髓外科手术需在四手操作下进行。惯用右手的术者始终用右手握持工作器械。吸引器、主拉钩和辅助拉钩会根据手术部位的不同而由不同的手握持。

参考文献

[1] Beldi G, Bisch-Knaden S, Banz V, Mühlemann K, Candinas D (2009) Impact of intraoperative behaviour on surgical site infections. American Journal of Surgery. 198,2,157–162.

[2] Kohn WG, Collins AS, Cleveland JL, Harte JA, Eklund KJ, Malvitz DM. Guidelines for infection control in dental health-care settings—2003. MMWR Recomm Rep. 2003;52(17):1–61.

[3] Lin SM, Svoboda KK, Giletto A, Seibert J, Puttaiah R. Effects of hydrogen peroxide on dental unit biofilms and treatment water contamination. European Journal of Dentistry. 2011;5:47–59.

[4] Li Y, Leung G, Tang JW, et al. Role of ventilation in airborne transmission of infectious agents in the built environment a multidisciplinary systematic review. Indoor Air. 2007;17(1):2–18.

[5] Harrel SK. Airborne spread of disease – implication for dentistry. J Calif Dent Assoc. 2004;32:901–906.

[6] Leong G, Wilson J, Charlett A (2006) Duration of operation as a risk factor for surgical site infection: comparison of English and US data. Journal of Hospital Infection. 63,3,255–262.

[7] Alexopoulos EC, Stathi IC, Charizani F. Prevalence of musculoskeletal disorders in dentists. BMC Musculoskelet Disord. 2004 Jun 9;5:16.

[8] Rucker LM, Sunell S. Ergonomic risk factors associated with clinical dentistry. J Cal Dent Assoc 2002;30:139–148.

[9] Khan SA, Yee Chew K. Effect of working characteristics and taught ergonomics on the prevalence of musculoskeletal disorders amongst dental students BMC Musculoskelet Disord. 2013 Apr 2;14:118.

[10] Valachi B. Practice dentistry pain-free: evidence-based strategies to prevent pain and extend your career. Posturedontics Press, Portland. 2008.

[11] Valachi B. Operator stools: how selection and adjustment impact your health. Dent Today. 2008;27:148,150–151.

[12] Maillet JP, Millar AM, Burke JM, Maillet MA, Maillet WA, Neish NR, et al. Effect of magnification loupes on dental hygiene student posture. J Dent Educ 2008;72:33–44.

[13] Behle C. Photography and the operating microscope in dentistry. J Calif Dent Assoc. 2001;29:765–771.

[14] Carr GB, Murgel CA. The use of the operating microscope in endodontics. Dent Clin N Am. 2010;54(2):191–214.

[15] Finkbeiner BL. Four-handed dentistry revisited. J Contemp Dent Pract. 2000;1(4):74–86.

[16] Finkbeiner BL. Let ergonomics and true four-handed dentistry help you. Dental Economics; 2006.

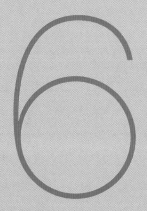

第6章　麻醉
Anesthesia

牙髓外科手术的麻醉遵循口内麻醉的一般原则，但同时我们需要意识到其特殊性。不同于传统牙髓治疗的是，在手术治疗过程中追加麻醉较困难。因此，在术前有必要确认已获得有效且持久的麻醉效果。这取决于治疗的牙齿数目、牙位，以及病变的位置和范围。同时麻醉对获得好的止血效果也至关重要，好的止血效果在根尖切除后观察牙根截面以及倒充填过程中十分必要。

Ⅰ. 器械

A. 注射器

市面上有多种多样的注射器，但最推荐的是可回抽式注射器（图6-1）。其种类包括自回抽式注射器（图6-2），和最简单也是最有效的鱼叉式环形注射器。鱼叉尖位于注射器滑动活塞的末端（图6-3），穿入麻药瓶的橡皮塞，可进行回抽。麻醉注射时应每隔一定间隔回抽一次，可避免麻药入血[1]。当有感染发生时，会导致麻醉效果下降。尤其需注意，在使用血管收缩剂的情况下注射过程中患者可出现心跳过速[2]。

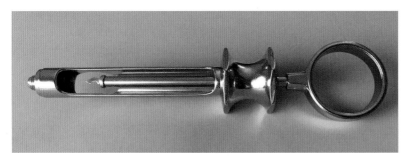

图6-1 可回抽式注射器。

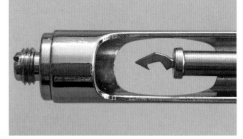

图6-3 活塞末端的鱼叉尖。

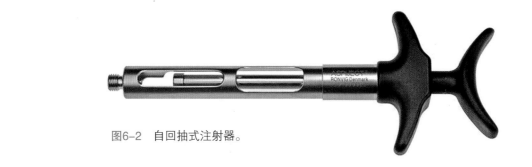

图6-2 自回抽式注射器。

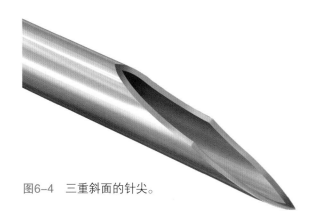

图6-4 三重斜面的针尖。

B. 针头

针头具有微创的三重斜面的针尖（图6-4），可在穿透黏膜时既简单又尽可能地减轻疼痛。长度21mm，直径40/100（27G）的针头既可以用于根尖浸润麻醉，也可以用于阻滞麻醉。研究显示在使用30/100（30G）针头和40/100（27G）针头时，患者对疼痛的感觉无差别[3]。

C. 麻醉剂

麻醉剂由活性麻醉分子和血管收缩剂组成。市面上可买到两者不同配比组合的麻醉剂。

1. 活性分子

配方不同，取决于每个国家各自的法律法规。

最常用的配方如下：

利多卡因

30mg/mL（3%）（不含血管收缩剂）。

20mg/mL（2%）含1∶100000肾上腺素。

20mg/mL（2%）含1∶80000肾上腺素。

20mg/mL（2%）含1∶50000肾上腺素。

甲哌卡因

30mg/mL（3%）（不含血管收缩剂）。

20mg/mL（2%）1∶100000去甲肾上腺素。

20mg/mL（2%）1∶100000肾上腺素。

20mg/mL（2%）1∶20000左旋异肾上腺素。

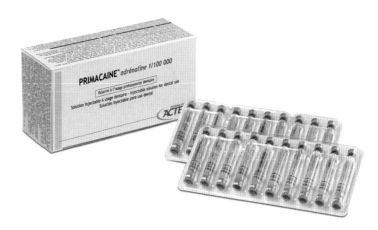

图6-5　含1∶100000肾上腺素的阿替卡因。

阿替卡因

40mg/mL（4%）1∶200000肾上腺素。

40mg/mL（4%）1∶100000肾上腺素（图6-5）。

表6-1总结了基于不同配方可使用的最大剂量。

表6-1　基于不同配方可使用的最大剂量

配方 （mg/mL）	剂量 （mg/支）	最大剂量 （mg/kg）	60kg成年人的最大剂量 （mg）	60kg成年人的最大剂量（支）
利多卡因20	34	4.4	264	7.8
利多卡因30	51			5.2
甲哌卡因20	34	4.4	264	7.8
甲哌卡因30	51			5.2
阿替卡因40	68	7	420	6.2

对于阿替卡因来说，最大剂量是每千克体重7mg，每支1.7mL装的麻醉剂含68mg活性分子。因此，阿替卡因的最大剂量是1支每10kg体重（也就是说对于体重60～80kg的成年人最大剂量为6～8支）。实际情况中，极少数需要用到4支以上的阿替卡因。对于儿童（4岁以上），最大剂量每千克体重降至5mg。对于老年人，相对于成年人剂量也应酌情降低[4]。

研究表明阿替卡因在颊侧浸润麻醉中比利多卡因更加有效[5-6]。含1：100000肾上腺素的4%阿替卡因具有较高的血管收缩剂浓度，因此更适用于临床使用。它既可以用于下牙槽神经阻滞麻醉（IANB）也可以用于颊侧浸润麻醉，止血效果良好[7]，且麻醉效果持久[8]。

以往大家对使用阿替卡因进行下牙槽神经阻滞麻醉存在疑虑。尽管下牙槽神经阻滞麻醉后感觉异常的发生率非常低（1/609000例）[9]，且并不都是与麻醉剂的配方有关，但是使用利多卡因时发生率似乎更低[10]。

含1：100000肾上腺素的2%利多卡因可用于下牙槽神经阻滞麻醉。也可以使用含1：50000肾上腺素的2%利多卡因用于颊侧浸润麻醉以提高止血效果。

2. 血管收缩剂

添加在麻醉剂中的血管收缩剂作用是提高麻醉效果，延长作用时间。它可以降低麻醉剂在局部分散，减少对全身的影响[11]。血管收缩剂因其有止血作用，在牙髓外科手术中非常重要。

种类和浓度选择

在口腔手术中，应用于麻醉剂的血管收缩剂主要有2种：肾上腺素和去甲肾上腺素。去甲肾上腺素的收缩血管作用比肾上腺素弱4倍，注射入血会导致更严重的后果[12]。肾上腺素很安全，也是在口腔麻醉中使用的主要血管收缩剂。现有的肾上腺素浓度有1：200000、1：100000、1：80000和1：50000。1：100000浓度的肾上腺素可用于所有注射方式（下牙槽神经阻滞麻醉和颊侧浸润麻醉），在手术过程中起到很好的止血效果[13]。尽管如此，在一些国家，还是有医生在颊侧浸润麻醉时喜欢用更高浓度（1：50000）[14]。

禁忌证

· 嗜铬细胞瘤是使用血管收缩剂的绝对禁忌证[15]。

· 不建议将血管收缩剂应用于接受过40Gy以上辐射剂量的颌骨[16]。

· 心律不齐患者应尽量避免局部麻醉时骨内注射肾上腺素。

· 当患者血压不稳定且伴发其他可能降低预后的因素时，应在有复苏设备的医院内，心电监护下实施含血管收缩剂的局部麻醉注射。

· 对糖皮质激素依赖性哮喘患者，应使用不含血管收缩剂以及亚硫酸氢盐（血管收缩剂的防腐剂）的麻醉剂[17]。

· 对控制效果不佳且不稳定的糖尿病患者，伴随低血糖到高血糖陡变的情况，考虑到肾上腺素的升血糖作用，在进行含血管收缩剂的局部麻醉时应剂量适中[18]。

· 血管收缩剂不是孕期和哺乳期的禁忌。

Ⅱ. 麻醉流程

牙髓外科手术通常需要4支麻醉剂。麻醉起效时间是2～3分钟，然而麻醉剂深度扩散需要更长的时间，可以起到更好的血管收缩效果。麻醉注射后10～15分钟，可开始行黏膜切开。麻醉效果的持续时间大约是60分钟，相当于一次手术的时间。

A. 注射技术

不论是否含有血管收缩剂，都应该缓慢的注射麻醉剂。理论上推荐的注射速度是1mL/min，但是我们可以将这个时间缩短至30秒注射完1支。除了可以降低痛感[19]，缓慢注射还可以察觉麻醉的不良反应。

在注射麻醉剂的过程中，必须按部就班地进行回抽试验[20]。如果回抽试验阳性（血液回流至注射器内），需要轻轻移动针头直至回抽试验阴性才能继续注射。当不进行回抽试验时，存在将麻醉剂注射进入血管的风险，可导致暂时的心动过速和麻醉效果不佳。注射剂量可根据需要治疗的牙齿数量和病变范围而不同。

B. 不同区域的麻醉

1. 上颌切牙和尖牙

为了获得好的麻醉效果，在翻瓣部位注射3支麻醉剂行根尖区浸润麻醉是必要的（图6-6）：

· 1支用于松弛切口的外侧（不翻瓣的部分）。

· 1支以病变为中心。

· 1支用于邻牙。

最后1支麻醉剂的1/2沿膜龈联合多点注射（图6-7）。另外1/2在患牙腭侧上方缓慢注射，以阻断位于这一水平区域的小的神经末梢，同时可以加强止血效果（图6-8）。

在中切牙水平，腭侧注射点选择位于切牙乳头后方的切牙孔，可加强麻醉效果并获得非常有效的止血效果（图6-9）。

图6-6　右上侧切牙的唇侧麻醉注射点。

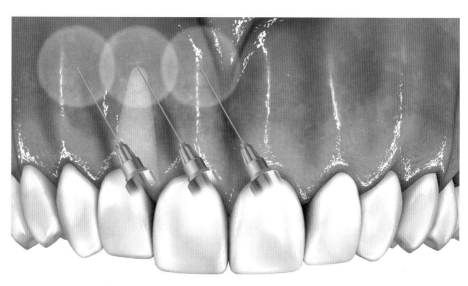

图6-7　膜龈联合处多点注射。

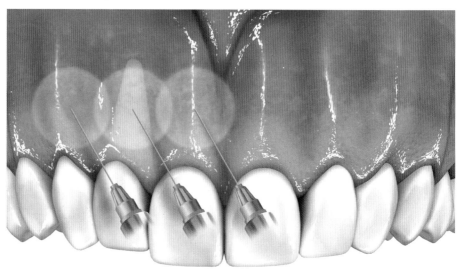

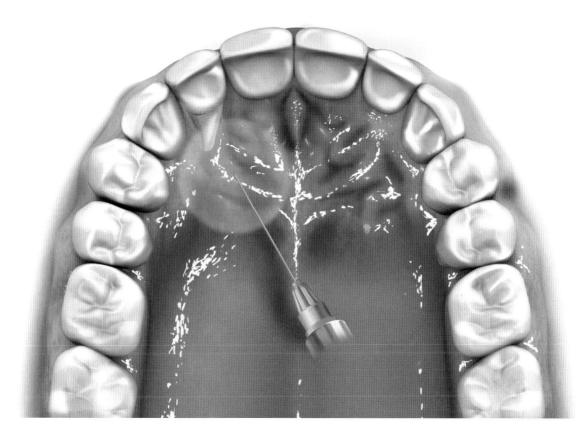

图6-8　右上侧切牙的腭侧追加注射。

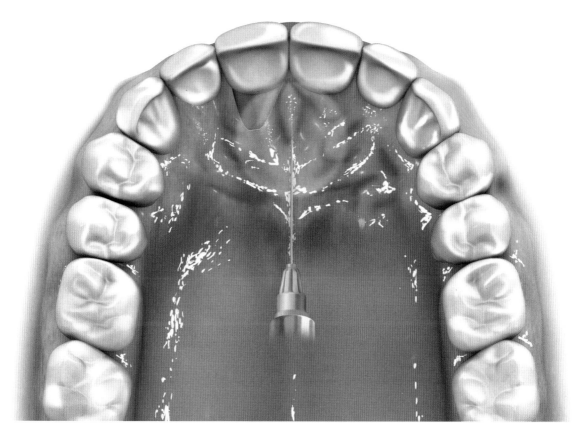

图6-9　切牙孔处注射。

2. 上颌前磨牙

麻醉程序与前牙完全一样（包括3支根尖区浸润麻醉、1/2支遍及组织瓣的麻醉，以及腭侧追加麻醉）（图6-10）。第一前磨牙颊、腭两根分叉时，腭根位置极偏腭侧，在腭侧追加麻醉尤其重要。

3. 上颌磨牙的颊侧麻醉

在这一部位，需要先在尽可能靠后的区域注射浸润麻醉以麻痹上颌神经（Ⅴ2）。这有利于获得更深、更长久的麻醉效果。该部位高度血管化，注射过程中需要不断回抽。后续麻醉剂依次在患牙及邻牙水平分散注射（图6-11）。可注射半支麻醉剂在腭侧与患牙对应处以麻醉腭侧乳头，对于向腭侧延伸的较大范围的根尖周病变也很有效。

图6-10 右上第一前磨牙的颊侧麻醉注射点。

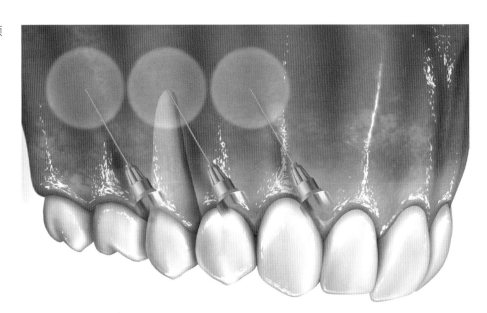

图6-11 右上第一磨牙的颊侧麻醉注射点。

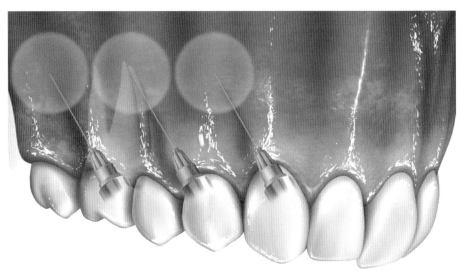

4. 上颌第一磨牙腭根的腭侧入路手术麻醉

在前庭沟靠后的位置注射1支麻醉剂以麻醉上颌神经。腭侧注射应比常规更轻柔更缓慢。为了保证组织不过度变白以避免组织瓣坏死，最多使用2支麻醉剂（图6-12）。由于腭大动脉的走行常常邻近上颌第二磨牙的腭根根尖，腭侧入路行上颌第二磨牙腭根的牙髓外科手术具有重大的出血风险，所以该部位从腭侧入路的手术是禁忌的。

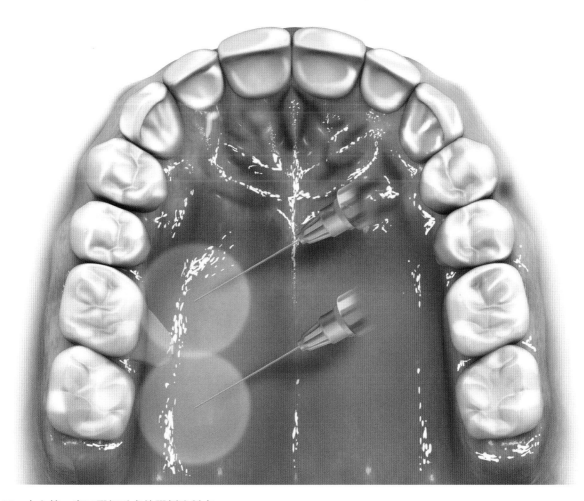

图6-12 右上第一磨牙腭根手术的腭侧注射点。

5. 下颌切牙和尖牙

唇侧皮质骨板太厚，常规的唇侧3支浸润麻醉不正对根尖区，而是在根尖区与患牙颈部之间的区域（图6-13）。同时，在做切口之前也需要等待更长的时间（15分钟）。通常舌侧需要追加少量麻醉。注射点应选择在尽可能近牙颈部的区域，避免影响口底。

图6-13　右下侧切牙的唇侧麻醉注射点。

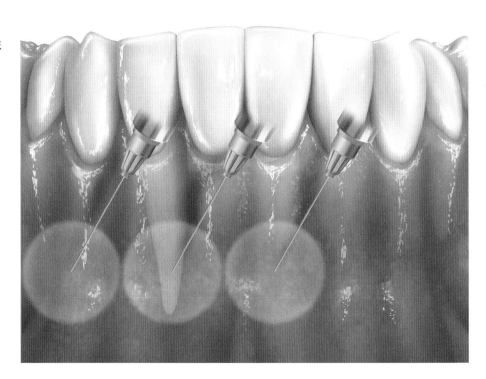

6. 下颌前磨牙

即使颏孔区的浸润麻醉可能已经足够，但仍推荐下牙槽神经阻滞麻醉。这一部位的手术通常较复杂，下牙槽神经阻滞麻醉可以获得更持久的麻醉效果。按照常规方法在翻瓣区域使用3支麻醉剂行颊侧浸润麻醉，尤其是颏孔水平（图6-14）。

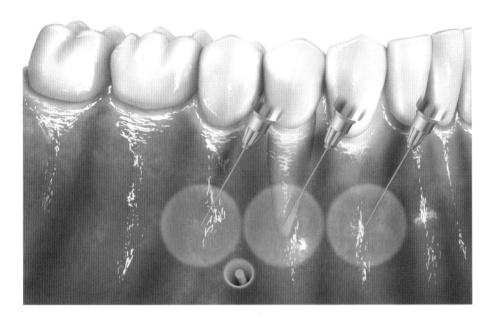

图6-14　右下第一前磨牙的颊侧麻醉注射点。

7. 下颌磨牙

第一步是行下牙槽神经阻滞麻醉（1支）。第二步按照常规方法在翻瓣区域使用3支麻醉剂行颊侧浸润麻醉直至颏孔处（图6-15）。

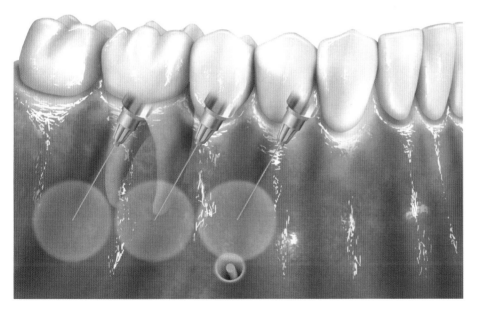

图6-15　右下第一磨牙的颊侧麻醉注射点。

关键点

要正确地进行手术区域的麻醉，需要具备：

可回抽式注射器以避免麻药入血。

- 21mm长，直径40/100（27G）的三重斜面的针头完成各种需要的麻醉。

- 含1∶100000肾上腺素的4%阿替卡因（或含1∶50000肾上腺素的利多卡因）用于颊侧浸润麻醉。

- 含1∶100000肾上腺素的2%利多卡因（或含1∶100000肾上腺素的4%阿替卡因）用于下牙槽神经阻滞麻醉。

注射时应动作缓慢（30秒/支）。为了获得血管收缩剂最优的止血效果，麻醉后10~15分钟开始手术操作。麻醉通常需要4支麻醉剂，麻醉效果平均持续60分钟。不同部位需要不同的麻醉注射方式。

参考文献

[1] Vasconcelos et al. Frequency of positive aspirations in anesthesia of the inferior alveolar nerve by the direct technique. Med Oral Patol Oral Cir Bucal. 2008 Jun 1;13(6):371–374.

[2] Brand HS, Bekker W, Baart JA. Complications of local anaesthesia. An observational study. Int J Dent Hyg. 2009;7(4):270–272.

[3] Flanagan T, Wahl MJ, Schmitt MM, Wahl JA. Size doesn't matter: needle gauge and injection pain. Gen Dent. 2007;55(3):216–217.

[4] Daubländer M, Müller R, Lipp MD. Anesth Prog. 1997;44(4):132-41. The incidence of complications associated with local anesthesia in dentistry.

[5] Brandt RG, Anderson PF, McDonald NJ, Sohn W, Peters MC. The pulpal anesthetic efficacy of articaine versus lidocaine in dentistry: a meta-analysis. J Am Dent Assoc. 2011;142:493–504.

[6] Robertson D, Nusstein J, Reader A, Beck M, McCartney M. The anesthetic efficacy of articaine in buccal infiltration of mandibular posterior teeth. J Am Dent Assoc. 2007;138:1104–1112.

[7] Kim S, Rethnam S. Hemostasis in endodontic microsurgery. Dent Clin North Am. 1997;41:499–511.

[8] Ohkado S, Ichinohe T, Kaneko Y. Comparative study on anesthetic potency depending on concentration of lidocaine and epinephrine: assessment of dental local anesthetics using the jaw-opening reflex in rabbits. Anesth Prog. 2001;48:16–20.

[9] Gaffen AS, Haas DA. Retrospective review of voluntary reports of nonsurgical paresthesia in dentistry. J Can Dent Assoc 2009;75:579.

[10] Pogrel M.A. Permanent nerve damage from inferior alveolar nerve blocks: A current update. J. Calif. Dent. Assoc. 2012;40(10):795–797

[11] Sisk AL. Vasoconstrictors in local anesthesia for dentistry. Anesth Prog 1992;39:187–193.

[12] Boakes AJ. Adverse reactions to local anesthetic vasoconstrictors preparations. Br Dent J. 1972;1:133–137.

[13] Becker DE, Reed KL. Local anesthetics: review of pharmacological considerations. Anesth Prog. 2012;59(2):90–102.

[14] Gutmann JL. Parameters of achieving quality anesthesia and hemostasis in surgical endodontics. Anesth Pain Control Dent 1993;2:223–226.

[15] Kaufman E, Garfunkel E, Garfunkel A, Findler M, Elad S, Zusman SP, Malamed SF, Galili D. Emergencies evolving from local anesthesia. Refuat Hapeh Vehashinayim 2002;19:13–18.

[16] Carlos M, Bruno C, Ronneau M. Recommendations to use vasoconstrictors in Dentistry and Oral Surgery. Médecine buccale Chir buccale. 2003;9(2):1–30.

[17] Bassett K, DiMarco A, Naughton D. Local Anesthesia for Dental Professionals. 2nd ed. DiMarco Arthur NDBK, editor. New Jersey: Pearson Education Inc; 2015.

[18] Meechan JG. Epinephrine Magnesium and dental local anaesthetic solutions. Anesth Prog 1996;43:99–102.

[19] Kanaa MD, Meechan JG, Corbett IP, Whitworth JM. Speed of injection influences efficacy of inferior alveolar nerve blocks: a double-blind randomized controlled trial in volunteers. J Endod. 2006 Oct;32(10):919–923.

[20] Blair GS, Meechan JG. Local anaesthesia in dental practice I. A clinical study of a self-aspiration system. Br Dent J. 1985 Aug;159(3):75–77.

7

第7章 软组织解剖和切口设计

Soft Tissue Anatomy and
Incision Design

获得根尖区域入路的第一步就是翻瓣。组织瓣的设计决定了手术位点入路的质量，也影响软组织的愈合。在选择某一种切口类型时，需要考虑许多原则：治疗的牙位、病变程度、现有固定修复体的质量，以及手术区域的牙周条件[1]。

Ⅰ. 软组织解剖

牙周组织的解剖学知识对于正确处理软组织是必需的。

A. 牙龈

牙龈包括上皮覆盖的牙龈结缔组织。牙龈表面除了龈乳头内表面以外都是角化的。

牙龈从牙齿颈部延伸到膜龈联合处（图7-1），其厚度平均1mm[2]，宽度范围各不相同。上颌切牙的唇侧更高，而下颌更低一些。

牙龈分为3个解剖结构。

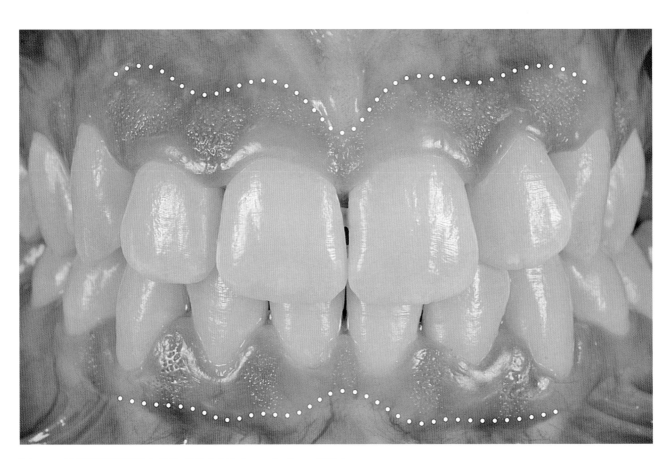

图7-1　前牙区域膜龈联合处的表现（由Dr Leon Pariente提供）。

1.游离龈

健康的游离龈呈粉色，且不会出血。游离龈延伸到牙齿颊舌面的基底部。

在颊侧面，游离龈从釉牙骨质界延伸至牙龈边缘，随后到达附着龈结合处（图7-2）。

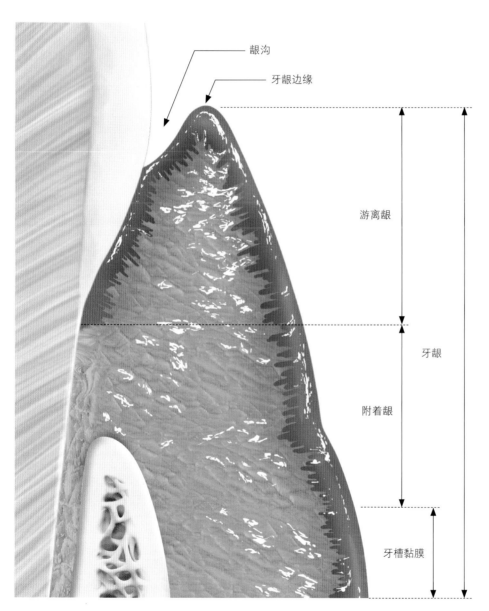

图7-2 牙龈的解剖结构由游离龈和附着龈组成。

2. 附着龈

附着龈质地坚韧，表现为点彩状外观（图7-3）。附着龈包括环绕牙齿的功能性束状排列的胶原纤维，并形成附着在釉牙骨质界和牙槽嵴顶之间的结缔组织。附着结缔组织宽度大约是1mm[3]（图7-2）。

附着龈与游离龈延续，紧贴牙骨质和牙槽骨。在前庭，附着龈在膜龈联合处与牙槽黏膜相连。在腭侧，则变为纤维状黏膜。

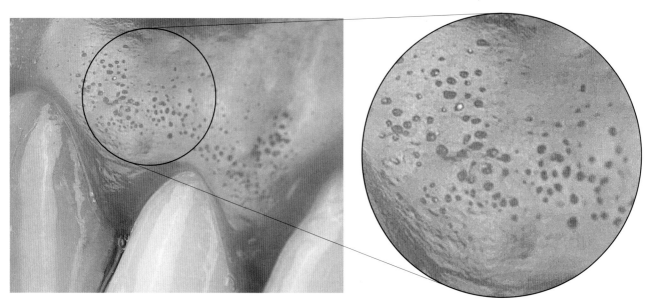

图7-3 附着龈典型的点彩状外观。

3. 龈乳头

龈乳头位于2颗相邻的牙齿之间。它的形态取决于邻面解剖、接触点和牙间隔宽度。

龈乳头属于牙龈的扇形部分。颊侧龈乳头在颈部水平与舌侧龈乳头汇合（图7-4）。

B. 牙槽黏膜

牙槽黏膜包含薄的非角化上皮和富含弹性纤维的结缔组织。它比牙龈更薄、更红、更柔软可移动，并且更有弹性。牙槽黏膜与附着龈连续。

C. 血供

牙龈和牙槽黏膜的血供来自牙槽动脉的分支[4]。这些分支在牙龈的浅表部分形成血管环。

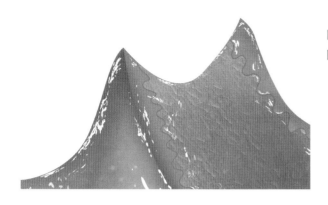

图7-4 2个颊和舌龈乳头的三维视图，显示在颈部水平汇合。

由于存在这些血管分支，在角化的牙龈中才有可能使用水平切口，而不会损害组织瓣的血供[5]。

供应牙槽黏膜的骨膜血管有垂直方向，这使得垂直切口成为可能，同时保持组织瓣的血供（图7-5，图7-6）。

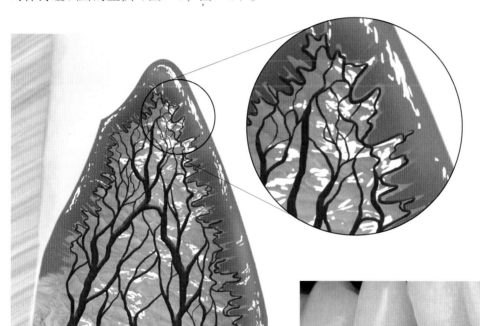

图7-5 牙龈的血管走向。

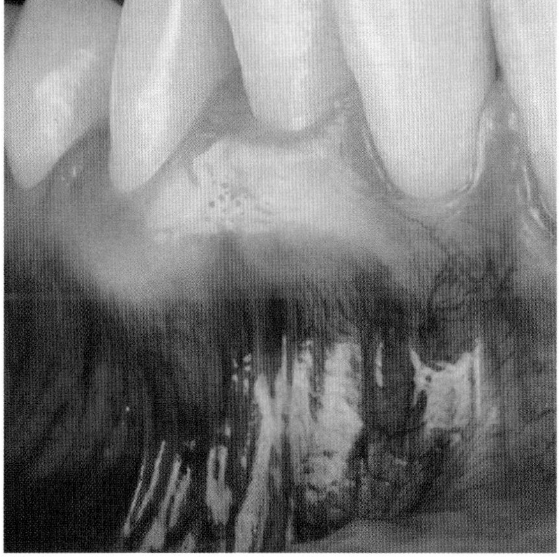

图7-6 具有血管形成功能的牙龈和牙槽黏膜之间的颜色差异。

D. 牙龈生物型

当涉及牙龈的形态、位置和厚度时，患者之间存在临床差异[6]。在做切口之前识别牙龈生物型很重要。这有助于评估牙龈退缩的风险。

牙龈有许多种生物型；两种极端情况是薄扇生物型和厚平生物型[7]。这两者之间的所有其他组合都是可能的。

1. 薄扇生物型

这种生物型的牙龈组织较脆弱。它通常与牙齿的三角形态和一个平坦的突出外观相关联。牙龈不厚，龈乳头长而薄。在操作时需要更加轻柔细致，并且伴随着更高的牙龈退缩风险（图7-7）。

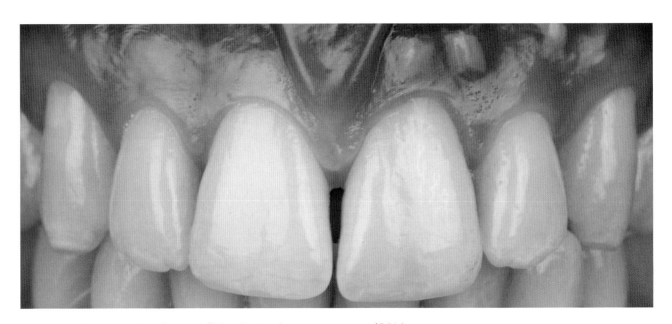

图7-7 具有三角形牙齿和薄牙龈的薄扇生物型（由Dr Leon Pariente提供）。

2. 厚平生物型

这种生物型的特征是软组织厚而致密、纤维状、少扇形、不透明。它与方形或长方形牙齿相关，呈现明显突起的外观。具有一个厚条带状的角化组织[8]和短的龈乳头（图7-8）。

这种生物型的患者发生牙龈退缩风险较低[9]。

对生物型的评估决定了翻瓣的设计。临床来说，牙齿的形状看上去是牙龈生物型的良好指示。牙齿越长，越成三角形，牙龈退缩风险越大；相反，方形牙齿的牙龈退缩风险更低[10]。

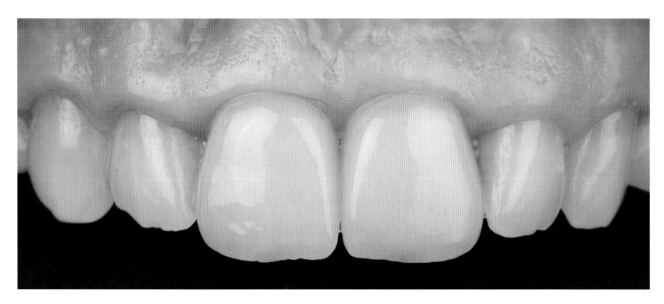

图7-8　具有长方形牙齿和厚牙龈的厚平生物型（由Dr Leon Pariente提供）。

Ⅱ. 切口

组织瓣设计应该可以便利的到达根尖区域。所有牙髓外科手术的组织瓣都是全厚瓣。

A. 切口技术

一个全厚切口应该让组织瓣适当翻起，而不会撕裂组织。如果组织撕裂，随后的愈合就会被破坏，应该考虑到形成瘢痕或者牙龈退缩的可能。

在显微牙髓外科手术中，可以将#15C型号刀片用于各种切口。它比传统#15型号刀片更薄，更长（图7-9），使得它适合垂直松弛切口和沟内或者龈缘下水平切口。薄而细长的外观使其能以一定深度穿进如前庭底部或邻面区域之类的厚组织。

也可以将一个显微刀片安装在特定的刀柄上使用（图7-9）。显微刀片比#15C刀片稍微薄一点，但其切割边缘更小。因此，显微刀片不能用于深切口，而主要应用于水平的龈缘下切口，也可以和#15C刀片联合应用于垂直松弛切口。最常用于牙髓外科手术的显微刀片呈圆头，每一边都有2个切割刃（图7-9）。

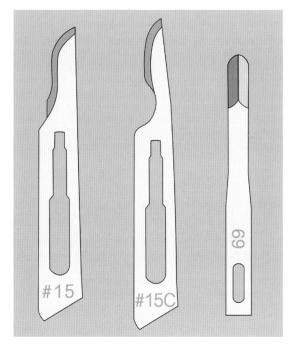

图7-9　不同类型的刀片。

为了获得全厚切口，刀片应该始终和骨面接触，保持与骨面成45°角。刀片外形和切割方法使得实际上不可能沿着切口整个长度做全厚度的组织切割。因此，骨水平的切口总是比组织表面的小（图7-10）。

因此，当2个切口结合，为了在2个切口联合处实现全厚切口，应该使用一个轻微的过切割。如果切口不能穿过彼此，组织难以在2个切口之间连接处翻开，会在这个位置发生局部撕裂。

这被称为"交叉切口技术"。

这个交叉切口技术也被用于龈乳头切断和三角瓣（图7-11）。

组织瓣的形态由不同切口决定。有垂直切口和水平切口。

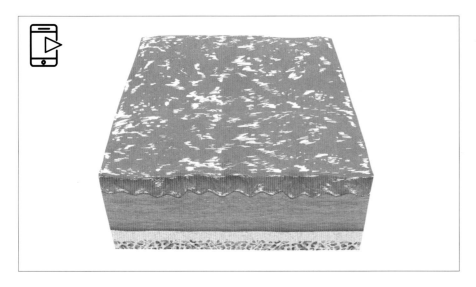

图7-10 用于龈缘下瓣的交叉切口。

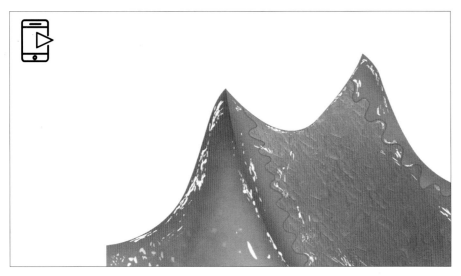

图7-11 龈乳头的交叉切口。

1. 垂直切口

垂直切口开始于牙槽黏膜前庭末端，延伸至牙龈，直至到达水平切口。这个切口也被叫作垂直松弛切口，在牙髓外科手术中至关重要。此切口可以使组织瓣向根尖方向翻起，利于获得最佳视野。

刀片应该垂直切入骨面，整个切开过程都应该保持与骨面的接触。

在具有沟内切口的龈瓣情况下，将刀片插入前庭的底部并直接切开连接水平切口（图7-12）。

龈缘下翻瓣时，切口也从前庭开始，可以转向水平切口方向延长，以一次性完成切开。

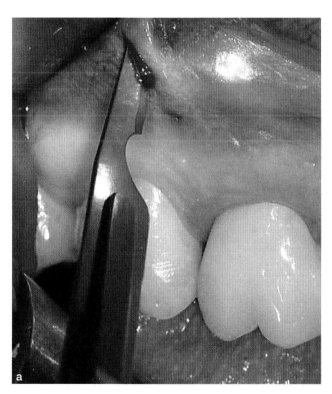 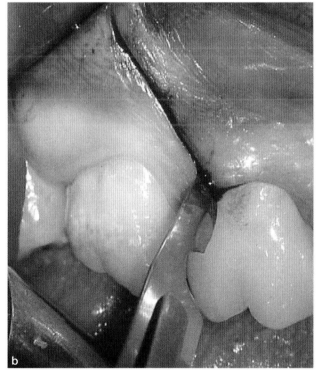

图7-12　（a）垂直松弛切口始于前庭的上部。（b）垂直松弛切口延伸至龈沟。在整个切开期间，刀片始终与骨保持接触。

切口的位置

切口位置应根据将来去骨的位置进行规划。切口应与颌骨病变有一定距离，以便使伤口边缘良好愈合。在病变较大的情况下，需要将切口放置在离手术部位更远的位置（图7-13）。

重要的一点是不要将切口放在骨突上。如对于上颌尖牙病例，建议避免将垂直切口放置在黏膜非常薄的尖牙突出部分上。最好的解决方案是将垂直切口放在2颗牙齿之间。如果翻瓣不能够很好的暴露病变部位，那么，垂直切口可以在手术期间向根尖部延伸以获得更好的术野。

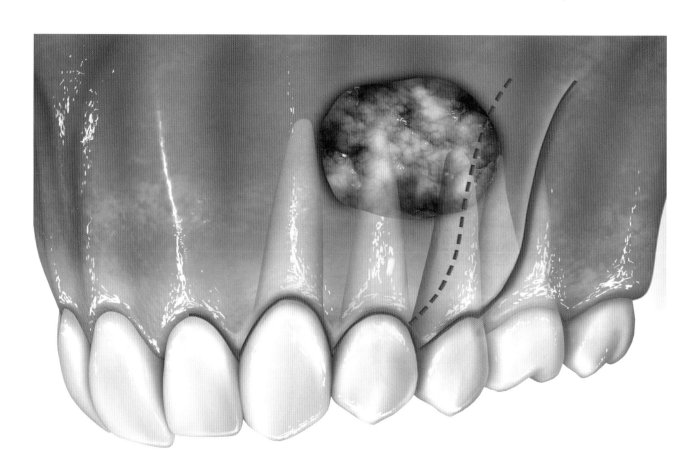

图7-13　病变较大需要将松弛切口移到更远的位置。虚线表示应该避免的切口位置。

切口的角度

垂直松弛切口需要以一定角度切入牙槽黏膜，增加该部位的可视性，以及更好地到达根尖区域。远中侧切口从远中方向角度切入，而近中侧切口从近中方向角度切入。

移行角度

如果水平切口是一个沟内切口，那么垂直切口以90°角连接到沟内切口（图7-14）。如果不遵守这一规则，则由于组织瓣末端部分缺乏血供而导致牙龈退缩的风险会增加[11]。

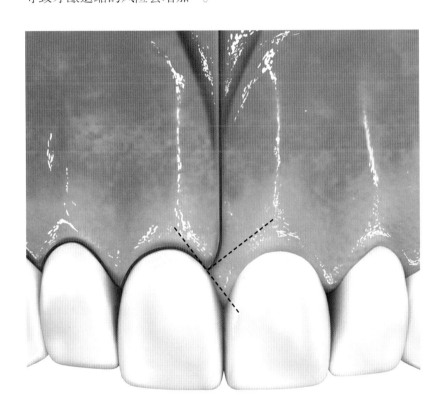

图7-14 过渡角的位置。垂直切口和水平切口之间的连接垂直于龈沟。

2. 水平切口

水平切口位于牙龈中，可以放置在龈沟或附着龈。这些切口分别称为沟内切口或龈缘下切口。每个切口都存在风险。沟内切口的主要风险是牙龈退缩，而龈缘下切口的主要风险是瘢痕形成。

von Arx等[12]研究了不同类型的切口牙龈退缩的发生。术后1年时，沟内切口平均牙龈退缩为0.4mm，而龈缘下切口没有牙龈退缩。因此，应该考虑到沟内切口牙龈退缩的风险。

沟内切口

对于后牙区段，沟内切口是首选切口，从美学角度来说这个区域的牙龈退缩不太明显。水平切口主要包括用交叉切口技术仔细分离龈乳头。

刀片从龈乳头顶部向牙槽骨深处插入。重复这一操作至与邻牙接触。然后将刀片保持在相反的位置，并且从龈乳头深处切入牙槽骨。重复该操作至与邻牙接触。该操作松解整个龈乳头，没有组织撕裂的风险（图7-15，图7-16）。

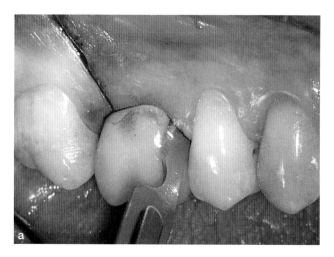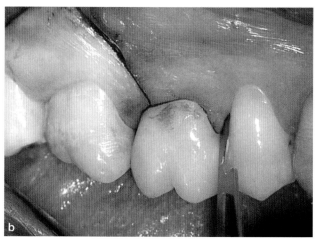

图7-15 （a）在龈乳头切口与右上第一磨牙的近中表面接触期间刀片的位置。（b）在龈乳头切口与右上第二前磨牙的远中表面接触期间刀片的位置。

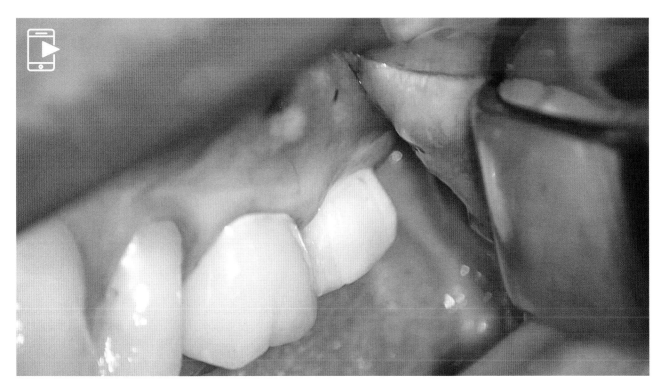

图7-16 龈乳头的交叉切口。

沟内切口的主要优点是可以形成整个牙根部的完全入路。这对于有侧方病变的短根（图7-17），或者疑似裂纹病例的探查手术来说可能至关重要。当附着龈不足以实施龈缘下切口时，这也是唯一可能的切口。

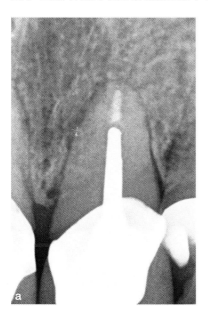
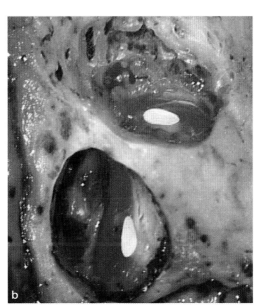
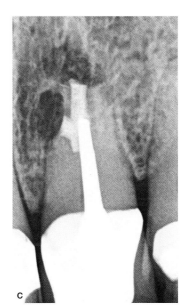

图7-17 （a）中切牙具有短根和侧方病变。（b）根尖切除和倒充填后的主根管和侧支根管。沟内切口可获得进入主根管和侧支根管的入路。（c）术后X线片。

龈缘下切口

这种切口的主要优点是美观，因此仅限于上颌前段。它有助于维持牙齿或全冠和固定桥周围牙周组织的完整性。

切口应该在附着龈上。附着龈的宽度可以通过牙周探针测量，通过评估龈沟的深度来确定游离牙龈宽度，从而推断出附着龈的宽度（图7-18）。切口应位于附着龈的中间，如果可能的话，在切口的两侧留下2mm距离[13]。沿牙齿外形在一定距离处形成扇形，以允许缝合期间形成更精确的边缘对齐。

第一种选择是一次操作完成切口。然而，在进行具有2个垂直松弛切口的梯形翻瓣时，可能难以实现在整个切口期间将刀片保持与骨的接触。那么，可以把切口分解为3个不同的切口——1个水平切口和2个垂直切口。为了避免在垂直切口和水平切口的交界处组织撕裂，可以使用交叉切口技术（图7-19）。

龈缘下切口后牙龈退缩的风险几乎为零；但应该预料到可能形成瘢痕[14]。瘢痕表现为或多或少延伸的粗白线形式（图7-20）。当患者微笑时，它们可能是可见的，这取决于笑线的位置。

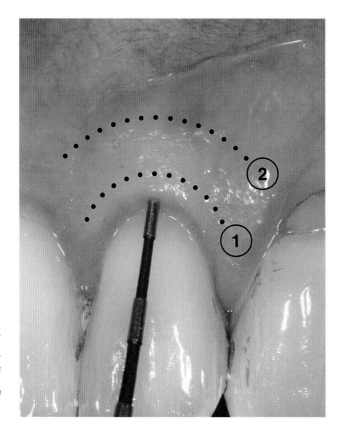

图7-18　附着牙龈高度的临床评估。①代表游离龈和附着龈之间的界限，②代表附着龈和牙槽黏膜之间的界限（由Dr Philippe Bidault提供）。

在露龈笑的病例中，这种切口应该仔细考虑，并警告患者瘢痕的风险。提前考虑笑线，从而让切口位于不可见的区域（图7-21）。水平切口根据临床条件来选择（表7-1）。

表7-1　影响水平切口选择的因素

沟内切口	龈缘下切口
附着龈的宽度不足	美学风险
短根	薄扇生物型
侧支根管	修复体的存在
可疑根裂	
后牙	

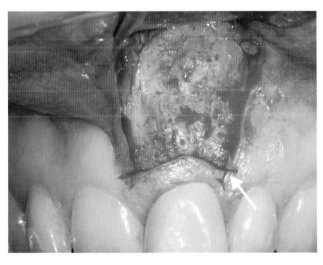

图7-19　采用交叉切口技术的梯形龈缘下瓣的临床外观。

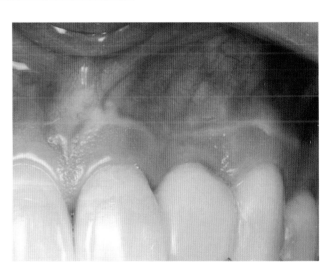

图7-20　龈缘下切口愈合后纤维瘢痕呈白线外观。

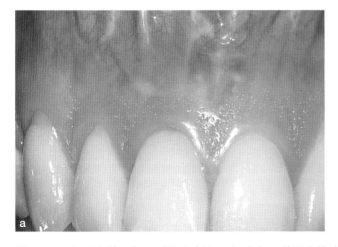

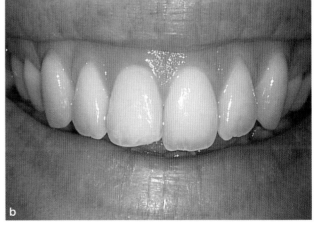

图7-21　（a）龈缘下切口后的瘢痕线。（b）切口放置在笑线上方，使其不可见。

保留龈乳头切口

这种切口在暴露整个牙根时出于美学原因保存了龈乳头[15]。它包括在龈乳头基底部的切口，在牙颈部与沟内切口相连续（图7-22）。切口要求在龈乳头水平用小缝线形成一个非常小的对位（图7-23）。

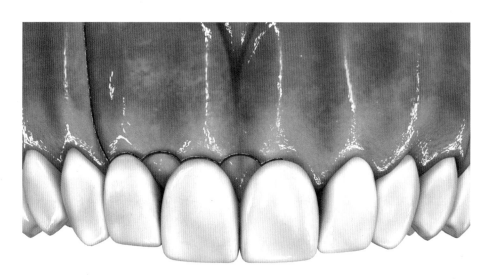

图7-22 位于龈乳头基底的切口可以保留龈乳头。

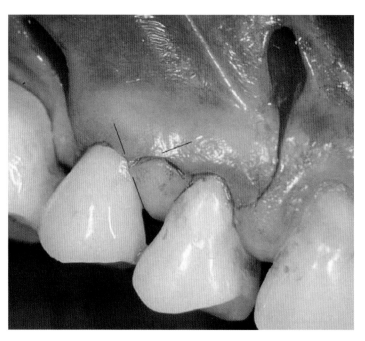

图7-23 保留龈乳头切口的临床外观（由Dr Peter Velvart提供）。

Ⅲ. 不同类型组织瓣

根据龈瓣的几何形态来描述组织瓣类型。

A. 三角瓣

三角瓣由水平的沟内切口或保留龈乳头的切口和牙槽黏膜中的垂直切口组成。水平切口在上颌通常延伸至包括2个龈乳头，在下颌通常包括3个龈乳头。

松弛切口可以定位在治疗牙齿的近中或远中；如病变较大时，则定位于邻牙。

将松弛切口放置在后牙区段远中有2个主要优点。

第一个优点是涉及组织瓣所承受的牵引力。当对后牙进行手术时，松弛切口位于远中，瓣的移动少，并且在缝合期间更容易复位（图7-24）。如果松弛切口位于近中位置，则重新复位要困难得多，并且由于黏膜非常有弹性，缝合线上的张力要高得多（图7-25）。

第二个优点是组织瓣牵拉。当进行远中松弛时，瓣的活动部分位于被治疗牙齿的近中。在该部位近中放置拉钩更容易拉开组织瓣。放置在颊部的第二个拉钩可放置在远中。因此，确保了根尖区域的良好的视野（见第5章）。

远中松弛切口的唯一缺点是在缝合期间。由于入路受限，缝合将更复杂，尤其是对于肌肉力量较强且颊部不易活动的患者。

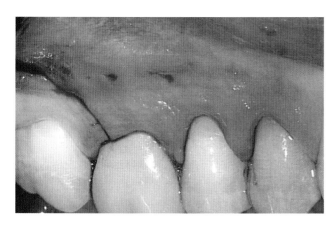

图7-24 带有远中松弛切口的三角瓣，以进入右上第一磨牙。组织瓣没有张力，复位非常容易。

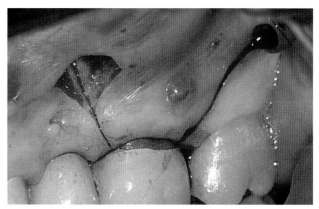

图7-25 右侧远中切口与左侧近中切口的比较。近中侧的软组织边缘立即分离，相对地，远中侧的边缘没有分离。

B. 梯形或矩形瓣

梯形或矩形组织瓣由水平切口（在龈沟内、附着龈[16]，或龈乳头的基底部）和水平切口两端牙槽黏膜中的2个垂直切口（图7-26）组成。垂直切口可以放置在待治疗的牙齿的任一侧，或者根据病变的大小和待治疗的牙齿的数量进一步远离邻牙[17-18]。

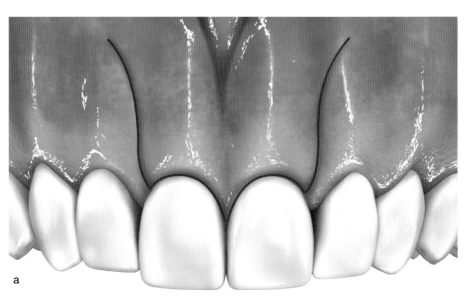

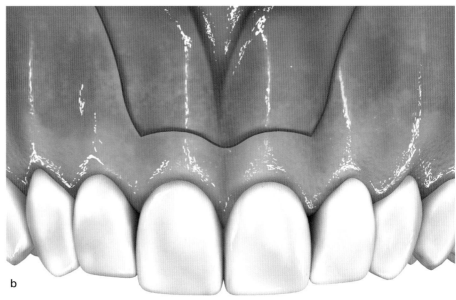

图7-26 （a）带有沟内切口的梯形瓣。（b）在附着龈上切开的梯形瓣。

Ⅳ. 组织瓣的设计

A. 上颌牙

1. 切牙

在这个美学至关重要的区域，可以有3种选择。

位于系带处的伴松弛切口的三角瓣

对于上颌切牙病例，垂直松弛切口可以直接放置在上颌唇系带上。由于骨骼致密，上颌骨的这部分很少发生根尖周病变。

对于涉及中切牙和侧切牙的手术，推荐使用该切口（图7-27，图7-28）。放置在这个位置的切口潜在瘢痕是不可见的。经典推荐的放置在系带旁边的切口在缝合过程中往往会移位，因此应该避免。

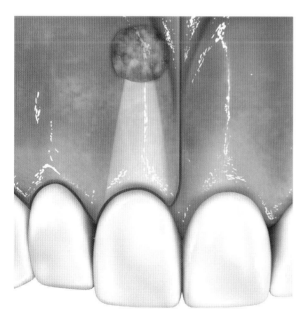

图7-27　在上颌唇系带放置垂直松解切口的三角瓣。

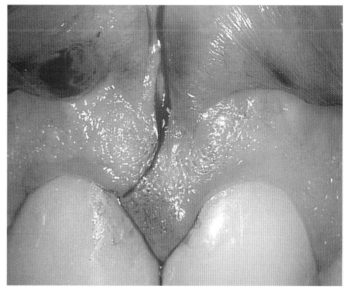

图7-28　在系带上制作的切口。

单颗牙梯形沟内瓣

当必须暴露整个牙根时可以使用这种类型的瓣。但操作时也应尽可能地保护相邻的龈乳头。最常见的情况是待治疗的牙齿靠近桥体或种植体。

在桥体病例，由于没有龈沟，因此没有精确的水平切口参考（图7-29）。

在种植体病例，种植体周围的软组织不应受到切口的创伤（图7-30）。

在这些病例中，优先选择仅具有短的水平龈沟内切口的梯形瓣。

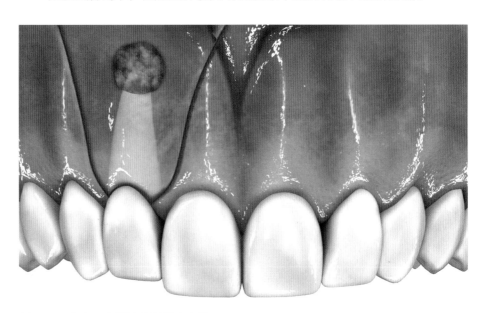

图7-29　存在固定桥的单颗牙沟内瓣。

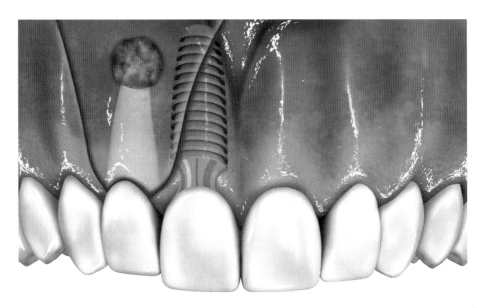

图7-30　存在种植体的单颗牙沟内瓣。

单颗牙梯形龈缘下瓣

当牙龈退缩风险高的时候（薄扇生物型，存在冠修复体），以及当明确只需要进入根尖区域时，使用这种类型的组织瓣。牙根应该足够长，根尖周病变局限，无根裂或侧支根管。该切口完全避免了牙龈的退缩。当待治疗的牙齿靠近固定桥的桥体或种植体时，也符合该切口指征（图7-31，图7-32）。

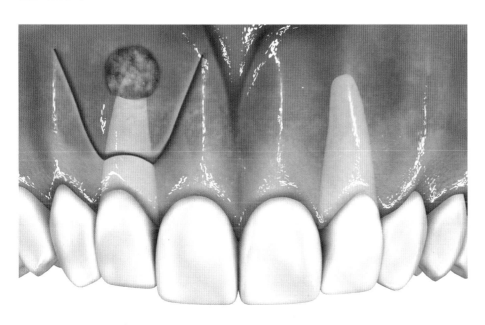

图7-31 单颗牙梯形龈缘下瓣，可以很好地保护待治疗牙齿邻近组织。

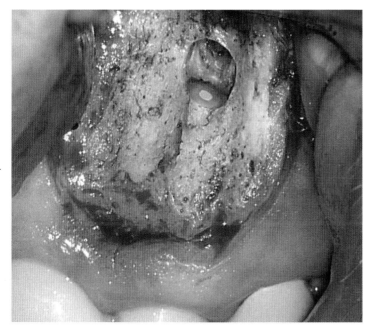

图7-32 单颗牙梯形龈缘下瓣。

2. 尖牙、前磨牙和磨牙

沟内三角瓣

这种类型的组织瓣是后牙区段中最常用的。优先使用远中松弛切口，这样可以较好地暴露整个牙根和根尖区域，组织瓣复位良好，切口得到良好的隐蔽（图7-33～图7-35）。

在后牙区段，附着龈的宽度通常不足并且几乎没有美学问题。对于涉及第二磨牙的病例，松解切口将特别地放在近中以改善可见性，而且便于缝合。

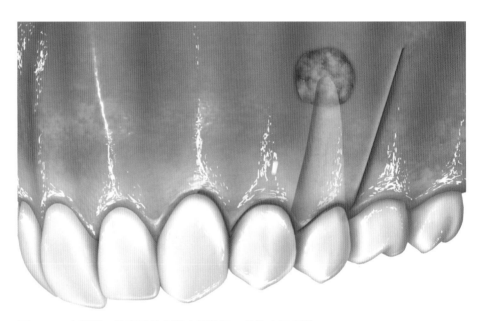

图7-33　上颌第二前磨牙的有远中松弛切口的沟内三角瓣。

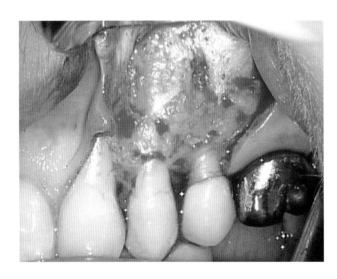

图7-34　上颌第二前磨牙有远中松弛切口的沟内三角瓣临床外观。

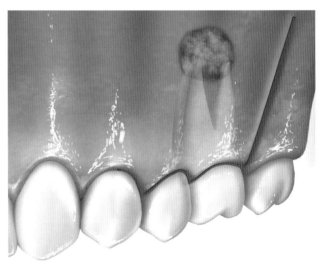

图7-35　上颌第一磨牙有远中松弛切口的沟内三角瓣。

单颗牙梯形瓣

如前所述，这种类型组织瓣用于接近桥体或种植体的牙齿。

3. 上颌第一磨牙腭根的腭侧入路

上颌第一磨牙的腭根手术很少见。当有手术指征时，选择具有近中松弛切口的三角瓣。传统上，近中松弛切口放在第一前磨牙。然而，腭侧纤维黏膜非常厚，黏附紧密，并且弹性差。因此，在这种情况下，需要将瓣抬起很多才能进入第一磨牙的腭根的根尖。

优选将垂直松弛切口定位在第一磨牙的近中以便更接近待治疗牙根的根尖。这也使翻瓣抬起的程度较小，从而减少术后反应（图7-36）。如果在初诊当天取印模，可以制作腭侧护具。该护具在手术后使用可以维持缝合稳定，保护腭部软组织。这将大大减少术后肿胀和疼痛。

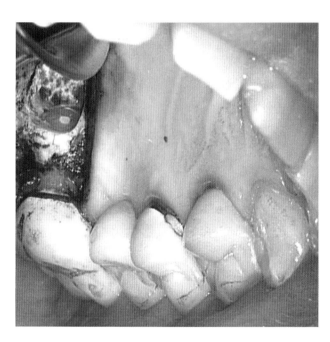

图7-36 上颌第一磨牙有近中松弛切口的三角瓣。

B. 下颌牙

下颌牙手术入路设计总是带有一个沟内切口的三角瓣。垂直松弛切口的位置要考虑颏神经出现的位置。

颏神经是下牙槽神经的分支。它通过颏孔离开下颌管并支配颏部皮肤，下唇内侧和前牙唇侧牙龈[19]。von Arx等使用二维图像研究了142名患者的颏孔位置[20]（表7-2）。

颏孔的位置通常位于2颗下颌前磨牙根尖之间或第二前磨牙根尖之间。禁止在第一磨牙近中和第一前磨牙近中之间的区域中进行松解切口，以免损伤颏神经，引起感觉异常。

表7-2　依据von Arx研究的颏孔位置变异

定位	第一磨牙和第二前磨牙之间	第二前磨牙根尖	第一前磨牙和第二前磨牙之间	第一前磨牙根尖
发生率	4.2%	35.6%	56%	4.2%

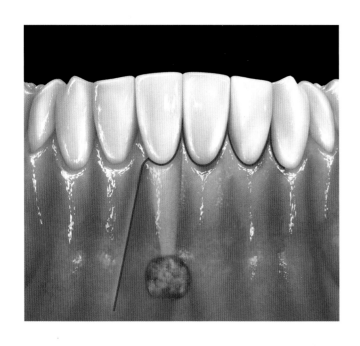

图7-37　下颌切牙的沟内三角瓣。

1. 切牙

当手术部位距颏神经临界区域有一定距离时，可以将松弛切口放置在待治疗牙齿的远中或近中。可根据相邻种植体或桥体的存在以及骨形态进行选择。切口最好是在凹陷处，而不是在骨突出部分（图7-37）。

2. 尖牙和第一前磨牙

松弛切口必须在近中，以避免任何损伤颏神经的风险（图7-38）。松弛切口的位置应避免颏神经损伤的风险。

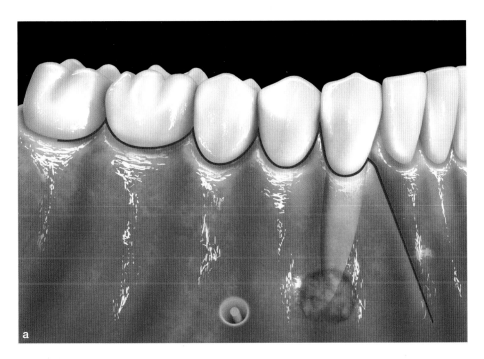

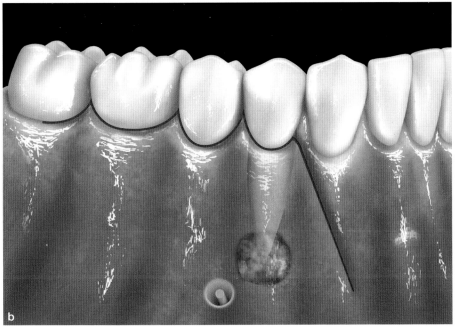

图7-38 （a）用于下颌尖牙病例有近中松弛切口的沟内三角瓣。（b）用于下颌第一前磨牙病例有近中松弛切口的沟内三角瓣。

3. 第二前磨牙和磨牙

对于下颌第二前磨牙或第一磨牙的手术，有两种方法。第一种方法是使松弛切口位于待治疗的牙齿远中侧，与远中端成一定角度（图7-39a），第二种方法是在下颌第一前磨牙的近中形成或近中角度的切口。

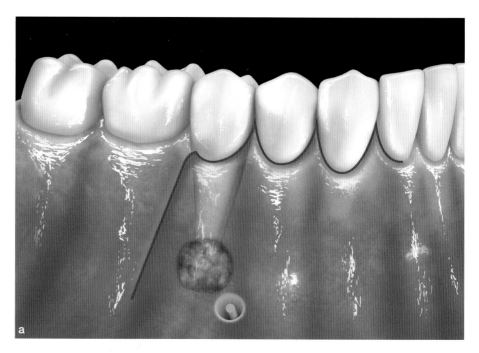

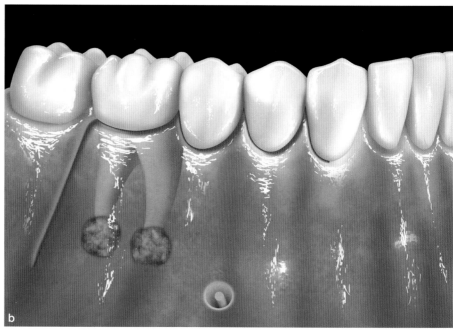

图7-39 （a）用于下颌第二前磨牙病例带有远中切口的沟内三角瓣。（b）用于下颌磨牙病例有远中切口的沟内三角瓣。

　　远中松弛切口可以远离颏神经，易于复位组织瓣，并且方便牵拉，从而使手术区域获得最佳可视性。

　　做近中切口时，即使远离颏孔，由组织收缩引起的与创伤相关的术后水肿会导致神经丛受压。尤其是当颏神经可见时，患者术后出现短暂的感觉异常是常见的。因此，优先选择远中切口（图7-39b，图7-40）。

　　如果第二磨牙有手术指征并且可以实现，则近中切口有利于改善入路并且便于缝合（图7-41）。

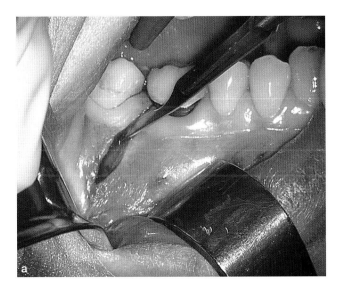
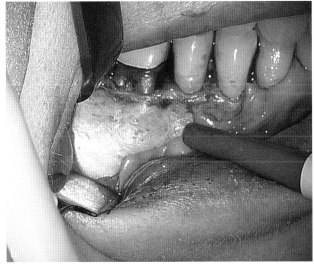

图7-40　（a）右下第一磨牙手术远中垂直切口的临床外观。（b）翻瓣后临床外观。

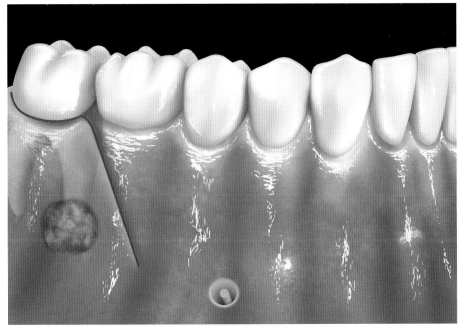

图7-41　用于下颌第二磨牙病例的带有近中切口的沟内三角瓣。

关键点

对软组织解剖结构的充分了解对于选择正确类型的切口至关重要。

评估牙龈生物型，并确定附着龈的宽度很重要。

组织瓣设计的选择取决于待治疗牙齿的位置、病变的大小、牙周组织的特点以及修复体。它始终是一个全厚瓣，由垂直切口和水平切口组成，可以是三角形或梯形。

垂直松弛切口允许进入根尖区域。它从前庭的底部开始，并与水平切口会合。除了以下情况外，它几乎总是在待治疗牙齿的远中侧：

• 上颌切牙，可以在近中，并且放置在唇系带。

• 下颌尖牙和下颌第一前磨牙，切口总是在近中以避免损伤颏神经。

水平切口可以是：

• 如果需要暴露整个牙根，则为沟内切口。

• 在附着龈中，以避免可能的牙龈退缩。

参考文献

[1] Velvart P, Peters CI (2005) Soft tissue management in endodontic surgery. Journal of Endodontics 31, 4–16.

[2] Eger T, Müller HP, Heinecke A. Ultrasonic determination of gingival thickness. Subject variation and influence of tooth type and clinical features. J Clin Periodontol 1996;23:839–845.

[3] Ainamo J, Löe H. Anatomic characteristics of gingiva. A clinical and microscopic study of the free and attached gingiva. J.Periodontol 1966;37:5–13.

[4] Carranza FA, Bernard GW: The tooth-supporting structures. In Newman MG, Takei HM, Carranza FA, editors: Carranza's clinical periodontology, ed 9, Philadelphia, 2002, WB Saunders (pp 36–57).

[5] Mörmann W, Meier C, Firestone A. Gingival blood circulation after experimental wounds in man. J Clin Periodontol 1979;6: 417–424.

[6] Vacek J, Gher M, Assas D, Richardson A, Giambiaressi L. The dimensions of the human dentogingival junction. Int. J. Periodontics Restorative Dent 1994;14:155–165.

[7] Seibert J, Lindhe J. Esthetics and periodontal therapy. In: Lindhe J (ed). Textbook of Clinical Periodontology, ed 2. Copenhagen: Munksgaard, 1989:477–514.

[8] Zuhr O., Hürzeler M. : Plastic-Esthetic Periodontal and Implant Surgery: A Microsurgical Approach.

[9] Hall WB. Recession and the pathogenesis of recession in pure mucogingival problems. In: Hall WB (ed). Pure Mucogingival Problems: Etiology, Treatment, and Prevention. Chicago: Quintessence, 1984:29–47.

[10] Olsson M, Lindhe J. Periodontal characteristics in individuals with varying form of the upper central incisors. J Clin Periodontol 1991;18:78–82.

[11] Mörmann W, Meier C, Firestone A. Gingival blood circulation after experimental wounds in man. J Clin Periodontol 1979;6:417–424.

[12] von Arx T, Vinzens-Majaniemi T, Bürgin W, et al. Changes of periodontal parameters following apical surgery: a prospective clinical study of three incision techniques. Int Endod J 2007;40:959–969.

[13] Lang NP, Loe H. The relationship between the width of keratinized gingiva and gingival health. J Periodontol 1972:43:623–627.

[14] Kreisler M, Gockel R, Schmidt I, Kühl S, d'Hoedt B. Clinical evaluation of a modified marginal sulcular incision technique in endodontic surgery. Oral Surg Oral Med Oral Pathol Oral Radiol Endod. 2009 Dec;108(6):22–28.

[15] Velvart P. Papilla base incision: a new approach to recession-free healing of the interdental papilla after endodontic surgery. Int Endod J 2002 35:453–460.

[16] Luebke RG. Surgical endodontics. Dent Clin North Am 1974:18:379–391.

[17] Mörmann W, Ciancio SG. Blood supply of human gingiva following periodontal surgery. A fluorescein angiographic study. J Periodontol 1977:48:681–692.

[18] Patterson TJ. The survival of skin flaps in the pig. Br J Plast Surg 1968 21:113–117.

[19] Liebgott, Bernard: The anatomical basis of dentistry (3rd ed). Maryland Heights, Mo.; London : Elsevier Mosby, c2011.

[20] Von Arx T, Friedli M, Sendi P, Lozanoff S, Bornstein MM. Location and dimensions of the mental foramen: a radiographic analysis by using cone-beam computed tomography. J Endod 2013:39:1522–1528.

8

第8章　翻瓣与缝合
Flap Elevation and Suturing

切开后进行翻瓣。翻瓣是为了暴露整个术区。用拉钩牵拉翻起的组织瓣，以保证倒预备和倒充填的顺利进行。手术结束时缝合。缝合的作用是使翻起的组织瓣保持在原来的位置，以利愈合。不同手术会用到不同的缝合技术。缝合的类型（缝线、缝针等）取决于术区位置和组织瓣的设计。

Ⅰ. 翻瓣和组织瓣的牵拉

这一步骤对于止血和暴露术区至关重要。必须轻柔牵拉组织瓣以确保恰当地复位和缝合。

A. 翻瓣

1. 沟内切口翻瓣

附着龈是最难翻起的部分，翻瓣时需要最为小心。对于全厚瓣，骨膜分离器要始终保持与骨面接触，并且将骨膜一起翻起。附着龈下的骨面通常有骨突（图8-1）。翻瓣时要小心顺应骨面的角度以免将组织瓣撕裂。

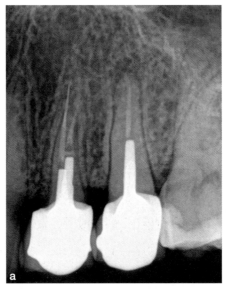
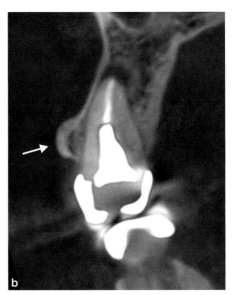

图8-1 （a）左上第二前磨牙的X线片显示有根尖周病变。（b）CBCT显示有一个骨突存在，提示翻瓣难度大。

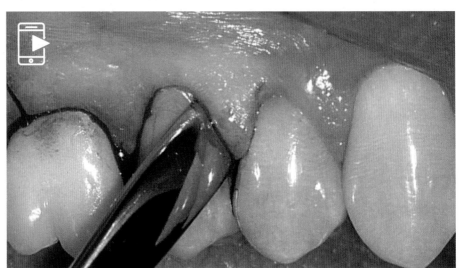

图8-2 用Prichard骨膜分离器翻起龈乳头。

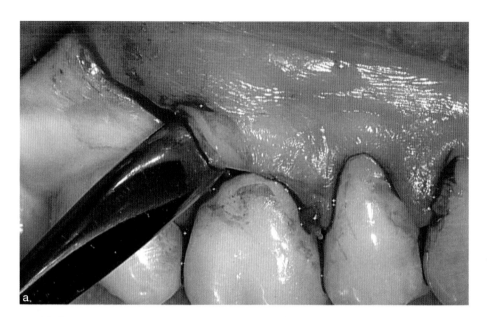

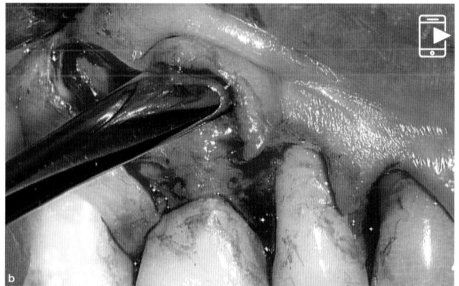

图8-3 （a）在沟内切口和垂直松弛切口的交界处翻瓣。（b）骨膜分离器与骨面成45°角。

从龈乳头处开始翻起附着龈。用骨膜分离器的背面，向根尖方向与牙齿长轴成45°角，用转动的方式来翻瓣（图8-2）。

　　如果翻瓣的时候翻起龈乳头有阻力，表明切口没有完全到达骨面，那么就需要用交叉切口技术来完成（见第7章）。

　　龈乳头翻开后，再向根尖方向倾斜翻瓣，从沟内切口与垂直松弛切口的交界处开始（图8-3a），骨膜分离器向根方与冠方骨面成45°角翻瓣（图8-3b）。如果有必要，可以保持瓣的角度，并且用组织镊夹持瓣以利于进一步翻瓣。

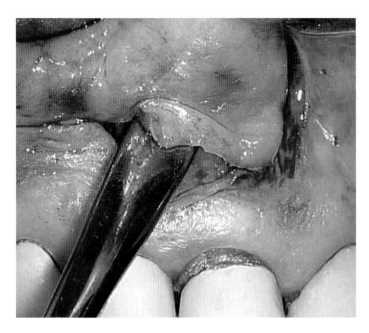

图8-4 骨膜分离器在龈下切口的位置。

2. 龈缘下切口翻瓣

与沟内切口翻瓣相比,龈缘下切口不涉及龈乳头。从水平切口和垂直切口的拐角处开始翻瓣(图8-4)。骨膜分离器朝向骨面和根尖方向,与骨面成45°角,沿水平切口继续翻瓣。

B. 组织瓣的牵拉

组织瓣翻起后,应该被固定在合适的位置,以保证去骨、根尖切除、倒预备和倒充填的顺利进行。有许多种拉钩系统,关于拉钩的选择在第4章详细介绍。

其中2个拉钩常在手术全程都会用到。主拉钩放置在骨腔根方的骨面上。这个拉钩较宽,起到最主要的牵拉作用。辅助拉钩完成软组织的牵拉暴露术区。其中一个拉钩由术者的左手握持(假如他/她是惯用右手的人),另一个拉钩则由助手握持,吸引器也由助手握持(图8-5)。为了稳定起见,主拉钩承担最大的张力,应使用向术者胸口方向拉的动作来牵拉握持,以缓解长时间牵拉的肌肉疲劳。根据术区的需要,拉钩由术者或者助手来握持(见第5章)。

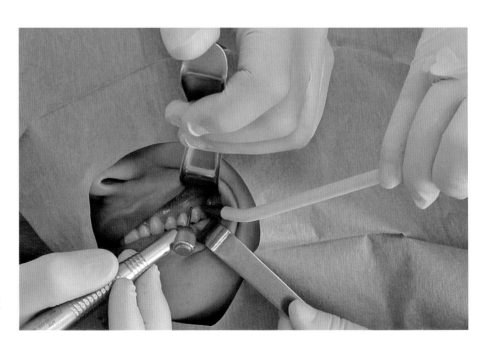

图8-5 左上第一磨牙手术中主拉钩和辅助拉钩放置的位置。

　　如果病变非常接近颏孔，最重要就是看到有神经出现的骨凹陷处（图8-6）。这个区域必须用拉钩加以保护。

　　这时有两个选择。可以在颏孔上方2mm处，用钻针在皮质骨上制备一条斜沟，用来放置固定拉钩，防止拉钩滑脱[1]（图8-7）。也可以在神经出骨面处的两侧各放置一个拉钩来增加牵引区而不损伤血管神经束。

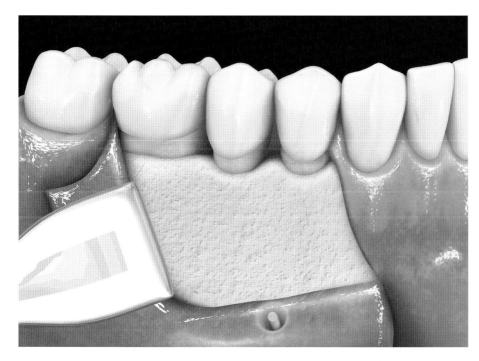

图8-6　颏孔的位置。

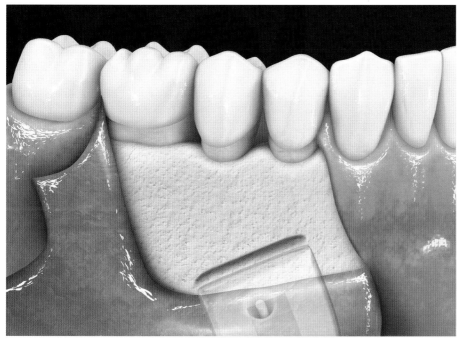

图8-7　皮质骨上制备斜沟来保护颏孔。

Ⅱ. 缝合

对于伤口愈合而言，口腔环境比较特殊[2]。环境湿润并有许多细菌，因为口腔要不断发音、咀嚼、吞咽和形成面部表情，所以组织不能制动。缝合在切口部位的组织愈合中起非常重要的作用。

缝合必须使组织瓣被动复位在原来的位置上[3]，目标是用基本的张力来获得愈合。切口边缘重新拉拢到一起，使得结缔组织增殖来快速愈合，并防止不必要的肉芽组织形成[4]（图8-8a，b）。如果未能正确对位拉拢缝合，就会发生二期愈合导致瘢痕形成[5]（图8-8c，d）。

缝合必须在一个硬实的表面来进行[6]（如正常骨面）。这样可以使得组织瓣在愈合阶段保持稳定，并降低张力。切口边缘无张力会加快愈合速

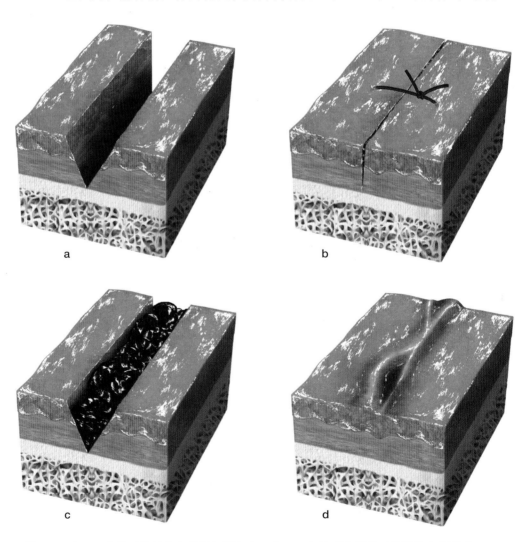

图8-8　（a，b）端对端缝合来获得初期愈合。（c，d）缺乏良好的对位导致瘢痕形成。

度，减少可见的瘢痕。最终，缝合稳定了去骨部位骨腔内的血块，而血块是新骨形成最初几天的支架[7]。

有必要准确掌握缝合技术，恰当应用缝合材料，来达到良好缝合的目标。

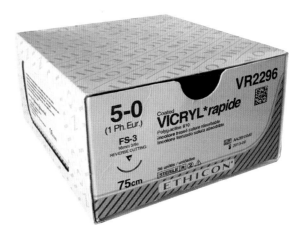

图8-9 缝线的技术参数在盒子上可见。

A. 缝合材料

每种缝合材料都是一种针和一种缝线的组合。了解这些缝合材料的特点非常重要，相关的参数会清晰的写在包装盒上（图8-9）。

1. 缝针

缝针必须保证是用最小的创伤来穿通组织[8]。目前的各种缝针由硬质不锈钢制成，不易折断。根据针尖、针体、针弯曲度和针长分为不同的缝针。

针尖

针尖主要分为两大类：圆形（锥状尖针）和三角形（切割针）。圆形针尖尖端无创伤但是穿透能力较差（图8-10a）。三角形针尖尖端有很强的穿透能力，因此常用于较厚的牙龈组织。

三角针分为正三角针（图8-10b）和倒三角针（图8-10c）。这些图表示的是针弯曲外侧面的切割部分。倒三角针因为组织撕裂的风险小，较正三角针更常用[9]。

针体

针尖后的部分是针体。不推荐使用圆形针体，因为很容易弯曲而且较难穿透组织。唯一的例外是Tapercut针，这种针是三角形针尖，针体圆锥形，最大限度缩小了对组织的创伤。针体通常在与线的连接处变平坦，以方便用针持来夹持。有些针表面覆盖硅涂层，有利于在组织中穿行[10]。

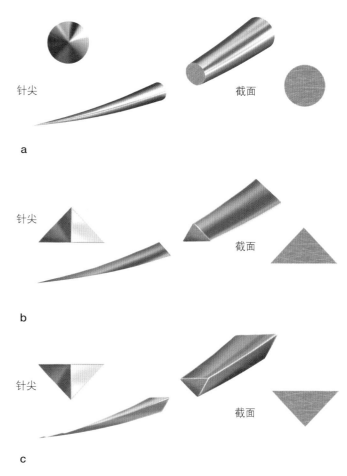

图8-10 （a）圆针。（b）正三角针。（c）倒三角针。

针弯曲度

牙科手术中所用的缝针一般为1/4～1/2圈[11]（图8-11）。缝针外形的选择取决于需要用的缝合类型。在牙髓外科手术中，有两种类型的缝合。

一种是垂直松弛切口和龈下切口两侧端对端的缝合。对于这些缝合，弯曲半径小的缝针更容易从一端穿到另一端。短的半圈缝针是理想的选择。

另一种，乳头悬吊缝合，使术者可以把沟内切口组织瓣紧紧固定在原来的位置。在这种情况下，缝针必须穿过邻面区域；小半径弯曲度会成为一个劣势，因为缝针太小太弯曲就不能到达舌侧或者腭侧外展隙，经常是卡在牙间隙内。

这种情况下用较长的1/4圈的缝针是理想选择。

从工效学的角度看，最好只用一支缝针。那么3/8圈的缝针可以适应多种类型的缝合技术。

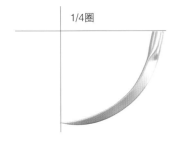
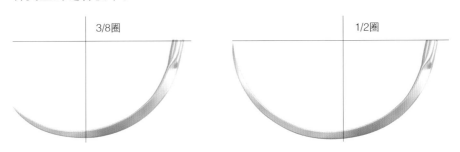

图8-11　不同弯曲度的针。

针长

缝针长度也应适应各种类型的缝合技术。小针更容易缝合垂直切口，而长针更容易从邻间隙穿行。多数缝针长度为13～24mm。19mm缝针可以用于后牙区，以利于穿过后牙区的邻间隙。前牙区的手术，邻间隙较窄，另外还有端对端缝合，那么可以用13mm的针。

实际应用中，19mm长度的缝针可以满足大多数的临床需要，尤其是后牙区，但是对于前牙区，最好用16mm或者更短的针。

2. 缝线

缝线有许多种。根据材质（天然或合成的）、组织中的变化（吸收或者不可吸收）、物理性质（单纤维或者多纤维），以及粗细来进行分类。

材质

天然材质包括两种：丝线（不可吸收）和从食草动物的肠提取出来的纯化结缔组织（可吸收）。两种天然材料与合成材料相比，可导致更强的炎症反应[12-13]。另外，肠材料缝线的可吸收性不可预测，而且通常吸收太快，特别是在口腔湿润的环境中吸收更快。这就是不建议使用天然材质缝线的原因。

合成材料缝线的设计可以避免严重的炎症反应，而且避免了来源于天然材质部分的少见的吸收。化学合成材料具有均质特性，因此更适合应用于牙髓外科手术中。

可吸收性

在牙髓外科手术中，可以选择可吸收或者不可吸收缝线。

可吸收缝线由动物胶原或者合成聚合物制成。可以被组织吸收而且可以通过特殊处理来控制缝线的吸收速度。

在可吸收缝线中，有两种吸收率：一般或者快速。在牙髓外科手术中，快速吸收更受欢迎。如Vicryl Rapide（Ethicon）是一种合成的、拧成一股的可吸收缝线，表面因为做了电离辐射处理有抗菌涂层。该涂层较传统的Vicryl吸收率更快。在吸收过程中炎症反应轻微。缝合后5天，张力值大约是最初缝合时的50%。10～14天，张力完全消失。21天后，大多数缝线已经吸收。42天后缝线全部吸收[14]（图8-12）。

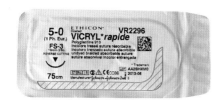

图8-12　可吸收缝线示例，Vicryl Rapide（Ethicon）。

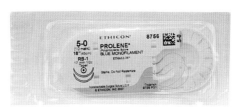

图8-13　不可吸收缝线示例，Prolene（Ethicon）。

不可吸收缝线都能对抗水解和酶活性，必须拆线。这类缝线的特点是组织相容性更好，而且菌斑不易堆积。如果用不可吸收缝线，最推荐的是合成的单纤维缝线（单股缝线），导致的炎症反应非常低。可以应用聚四氟乙烯（PTFE，也称为Teflon），含50%空气的膨化聚四氟乙烯（ePTFE，Gore-Tex）或聚丙烯（Prolene），这些缝线都具有良好的组织相容性，并可以在组织内很自如地穿行（图8-13）。

物理外观和线股设计

单纤维缝线比拧成的多股缝线更光滑，这使得单纤维缝线更容易在组织中穿行。另外，单纤维缝线弹性差，而且打结的强度低于多纤维缝线。第一个结应始终由第二个结牢固固定。

多纤维缝线由几股细线组成，有的拧成，有的搓成。与单纤维缝线比，可以引起较重的炎症反应。

多纤维缝线也可以用抗生素进行处理并染色[15]。

尺寸

根据缝线粗细分为两类：

· 欧洲分类（European Pharmacopeia, EP）为十进制分类，以米制为指定厚度；用这种分类法，如果缝线的尺寸为2号，那么直径为0.2 ~ 0.249mm。

· 美国分类（US Pharmacopeia, USP）不遵循米制系统；但是为最常用的分类法。

下面的表格给出了牙科手术中最常用缝线的两种分类方式的对应值（表8-1）。

牙髓外科手术中，经常使用小直径缝线（5-0、6-0）。能很好适应美学区龈下水平切口的缝合[16]，也可以承受悬吊缝合的张力。

图8-1 欧洲和美国分类的比较

米制 / 欧洲分类	尺寸 / 美国分类		直径（mm）
	天然	合成	
0.4	—	8-0	0.04 ~ 0.049
0.5	8-0	7-0	0.05 ~ 0.069
0.7	7-0	6-0	0.07 ~ 0.099
1	6-0	5-0	0.1 ~ 0.149
1.5	5-0	4-0	0.15 ~ 0.199
2	4-0	3-0	0.2 ~ 0.249

B. 缝合技术

1. 缝针路径

通常有2种针持。一种是标准像剪刀一样的，另一种是握笔式持握型叫作Castro Viejo。后一种在牙髓外科手术中可以更精细的操作（图8-14）。

持针器必须夹持在缝针针体靠针鼻的1/3部分，这样才可以通过邻面（图8-15）。

为了获得理想的组织再附着，切口部位组织应无重叠，缝针的进针点和出针点等距分布在切口的两侧。切口两侧进针点或者出针点之间的距离取决于组织的厚度和缝合的深度（图8-16）。在悬吊缝合中，进针点应该在龈乳头最厚实的部分，远离龈乳头尖端以防牵拉过程中撕裂牙龈。

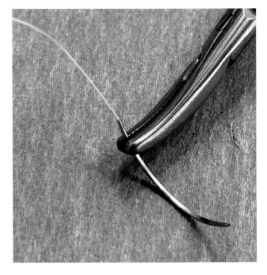

图8-15 在近线端即针鼻处夹持缝针有助于穿过组织。

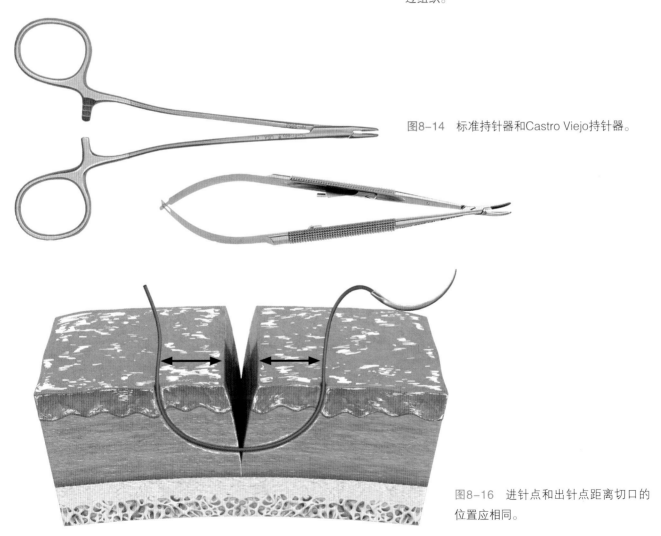

图8-14 标准持针器和Castro Viejo持针器。

图8-16 进针点和出针点距离切口的位置应相同。

2. 打结

缝合后打结必须可以抵抗愈合第一天的机械张力，并且保持组织位于术者期望其愈合的位置。

为了使结平坦，针持一般要放在线的长端和短端之间，将短端缝线向其原来位置的相反的方向牵拉来系紧线结[17]（图8-17）。

最常用的是外科结。外科结包括初始在同一个方向上的双结，然后是一个相反方向上的单结来锁住缝线而组成的（图8-18）。

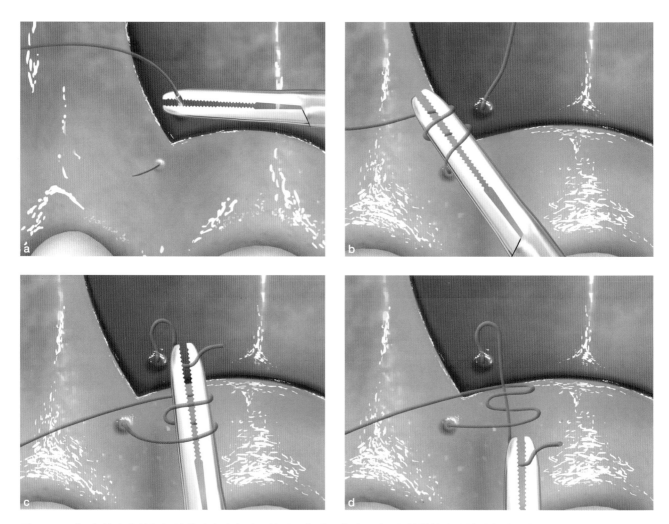

图8-17 （a）针应先从组织瓣的游离端穿过，然后再穿过固定端。（b）针持放在缝线的长端和短端之间，然后绕长端2周。（c）针持夹住缝线短端。（d）短端被拉向相反的方向。

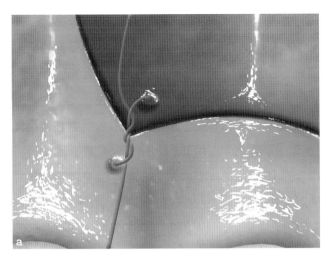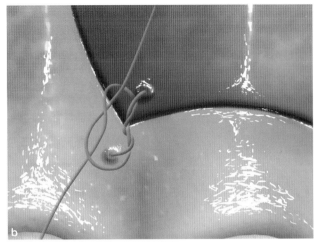

图8-18　（a）外科结：初始双结。（b）外科结：单结锁住缝线。

因为缝线粗细、缝线的特性和缝合类型的不同，从而有两种改进[18]。如果缝线太细或者容易滑脱（如Teflon），可以一开始用绕三圈来稳定组织，然后相反方向绕一圈。在连续缝合中，依赖于开始结和结束结，这种情况下，外科结可以在相反方向上再打一个第三安全结来完成。

C. 缝合的种类

在牙髓外科手术中，应用多种不同的缝合技术，每种技术都有其特定的适应证[19]。

1. 间断缝合

间断缝合是一系列间断的一针缝合，可以用于任何情况[20]（图8-20）。可以用来重新固定切口两端或者同一个龈乳头的颊侧和舌侧。在固定组织瓣时，每针之间的距离是3～5mm。

在缝合龈乳头时，缝针在颊侧进针点是龈乳头尖端向下3mm处，进入腭侧，进入腭侧龈乳头，再到颊侧。在颊侧打结（图8-19）。这种缝合方式每一针都可以精确控制张力。然而，这种缝合方式耗时较长，打多个结会增加菌斑的堆积，并且会刺激患者的唇颊内侧面。

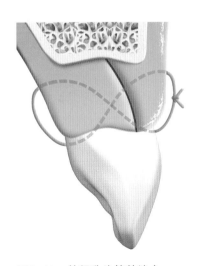

图8-19　单龈乳头简单缝合。

图8-20　间断缝合示例。

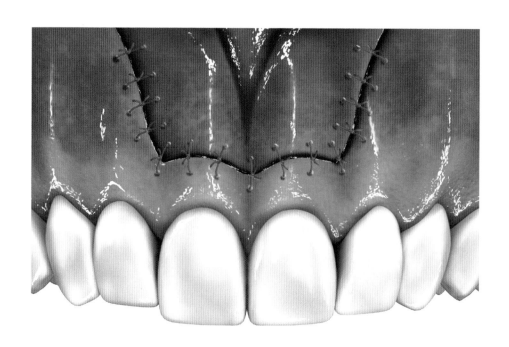

2. 连续简单缝合

连续简单缝合是一种连续缝合，可以缝合固定龈下切口形成的组织瓣。从切口一端开始，先打一个外科结，然后短端线剪断。使用长端线做简单的连续缝合直到切口的末端。结束结用最后形成的一个线圈作为短端来打一个三股结（图8-21）。

这种缝合重要的一点是，每一针在组织中穿行时都必须保持适当的张力，使组织瓣断端形成一个完好的复位。

图8-21　龈下切口的连续简单缝合。

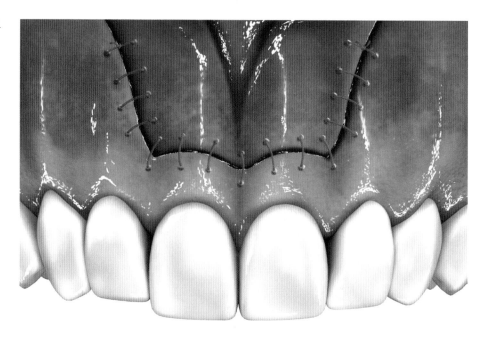

这种缝合的优点是速度快，每针缝合的张力分布良好，而且除了开始结和结束结以外没有很多结形成，从而限制了菌斑的滞留。这种缝合方式，最重要的是要保护好第一针和最后一针，进针点和出针点要远离切口，并且要在每个结上加打一个第三安全结（图8-22）。

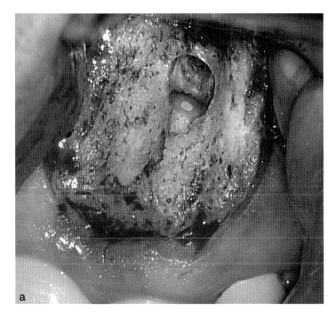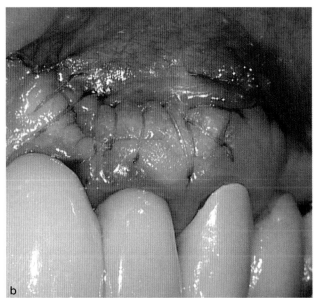

图8-22　（a）翻起梯形龈下瓣。（b）连续缝合。

3. 悬吊缝合

悬吊缝合可以通过绕行2个相邻龈乳头中间牙齿的舌侧和腭侧来悬吊龈乳头，而将2个相邻的龈乳头紧紧贴合复位。缝针从颊侧距离第一个龈乳头顶点3mm的位置进针，从腭侧或者舌侧穿出，绕过牙齿，在第二个龈乳头返回邻面区，然后从颊侧到舌侧穿过第二个龈乳头。缝针再逆向返回到第一个龈乳头的颊侧，并打结于此处（图8-23）。

4. 三乳头悬吊缝合

三乳头悬吊缝合和单乳头悬吊缝合基本是一致的，但是可以同时悬吊3个邻近的龈乳头。进针点在中间的龈乳头水平。缝线绕过第一颗牙齿的舌侧或者腭侧颈部，进入第二个龈乳头，返回并经过2颗牙齿的舌侧或者腭侧，穿过第三颗牙齿的龈乳头。最终，缝线包绕第二颗牙齿，并在中间乳头处打结（图8-24）。

这种缝合方式主要用于上颌，可以只用一个结使得组织瓣获得良好的张力分布。三乳头悬吊缝合在垂直松弛切口处改用单个间断缝合。

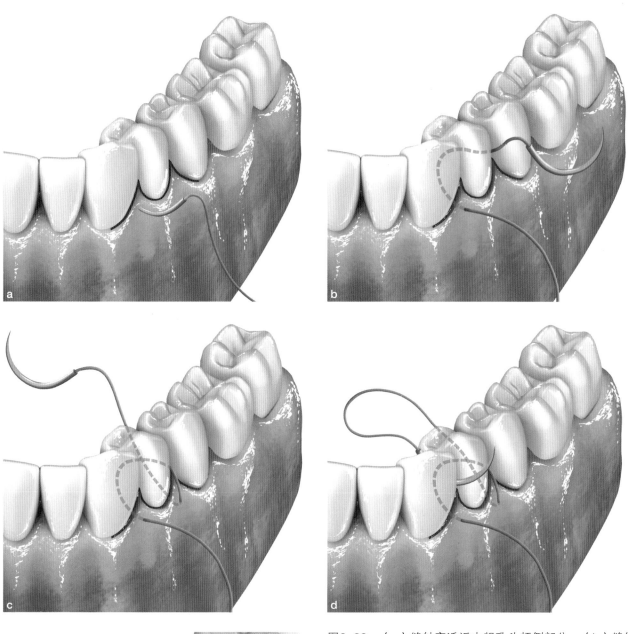

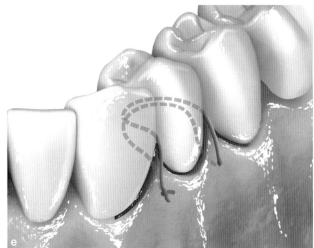

图8-23 （a）缝针穿透近中龈乳头颊侧部分。（b）缝线环绕牙齿从远中接触点下方穿出回到颊侧。（c）缝针从颊侧进入远中龈乳头。（d）缝线环绕牙齿从近中接触点下方穿出并打结。（e）打结，缝合完成。

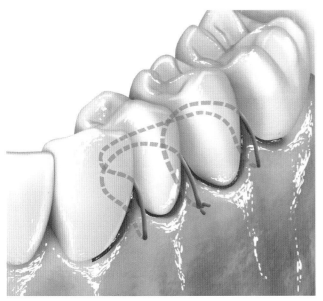

图8-24 三乳头悬吊缝合。

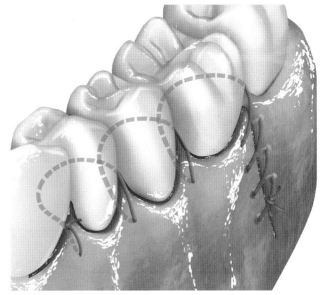

图8-25 连续悬吊缝合。

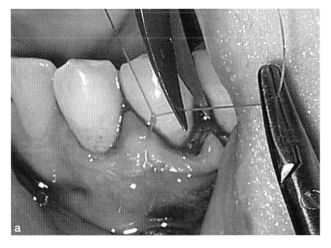

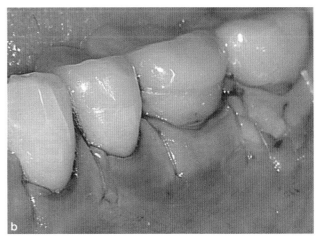

图8-26 （a）连续悬吊缝合的开始结。短端缝线剪断。（b）临床上见到的连续悬吊缝合。

5. 连续悬吊缝合

这种缝合方式是单乳头悬吊缝合和连续缝合结合在一起的缝合方式。水平沟内切口延伸超过3个以上龈乳头则应用这种缝合。第一个结应该在距离松弛切口最远的龈乳头处。像在任何连续缝合中一样，只有短端线剪断。缝线环绕经过每颗牙齿的舌侧，每次都穿入颊侧龈乳头中。在沟内切口和松弛切口的交界处，缝合方式变成连续简单缝合来使得垂直松解切口重新贴合。最后的终末结用线圈作为短端，打一个三股结完成（图8-25，图8-26）。

这种缝合方式主要用于下颌，下颌通常需要同时翻起3个以上的龈乳头，而且组织瓣的张力比上颌要小。同时缝合水平切口和垂直切口，只简单打一个开始结和终末结，缝合速度较快。像许多连续缝合一样，全程注意保持缝线的张力非常重要。

6. 垂直褥式缝合

垂直褥式缝合可以通过将颊侧龈乳头固定在舌侧或者腭侧龈乳头上的方式，使其紧密复位。这种缝合方式要垂直穿过颊侧和腭侧龈乳头2次（图8-27）。

7. 三乳头悬吊垂直褥式缝合

这种缝合方法由一个悬吊缝合和一个垂直褥式缝合组成来完成颊侧龈乳头的缝合。最适合缝合上颌区的水平沟内切口（图8-28）。其结合了两种缝合方法的优点，使得邻面区的组织瓣和龈乳头可以获得非常良好的牵拉。此方法使得组织瓣获得很好的张力平衡和足够稳定，并且避免了缝线在龈乳头和牙面之间妨碍愈合（图8-29）。

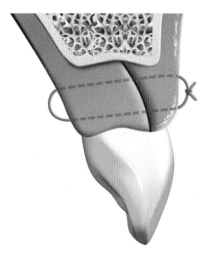

图8-27 单乳头垂直褥式缝合。

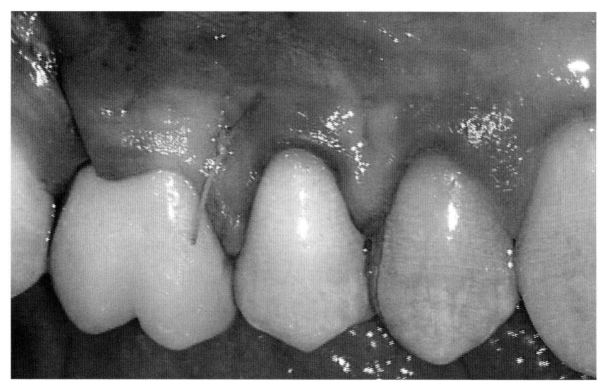

图8-28 临床上见到的三乳头悬吊垂直褥式缝合。

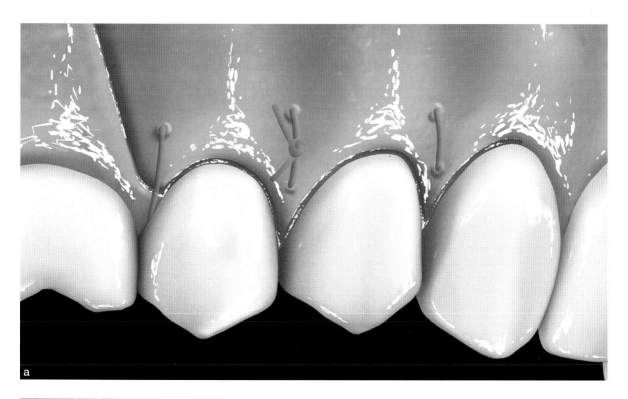

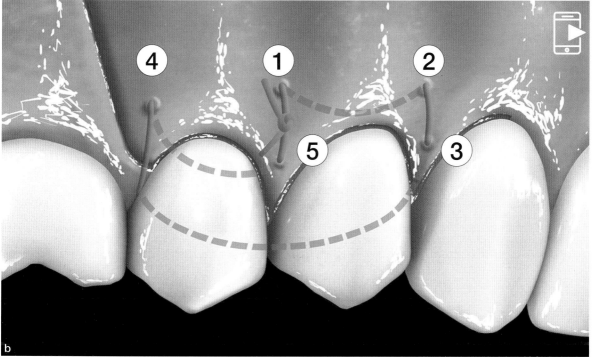

图8-29　（a，b）缝针穿过的顺序从1至5。

关键点

沟内切口翻瓣从龈乳头开始，然后向根尖方向翻起。骨膜分离器与骨面成 45°角，以小的转动运动方式翻瓣。

全厚瓣用主拉钩来牵拉。用一个辅助拉钩来牵拉以改善术区的视野。

缝合将切口拉拢到一起以形成初期愈合。常用3/8倒三角针，长16mm或 19mm。

缝线是可快速吸收的多纤维或者是不可吸收的合成单纤维缝线，尺寸为5-0 或者6-0，依据临床需要选择。

间断缝合和连续缝合在牙髓外科手术中都可以使用。

悬吊缝合使沟内切口的组织瓣获得良好的牵拉，垂直褥式缝合可以将邻面区 的乳头拉紧复位。这两种缝合技术合并使用更具优势，称为三乳头悬吊垂直 褥式缝合。

在下颌区域，推荐连续缝合。

参考文献

[1] Moiseiwitsch JRD. Avoiding the mental foramen during periapical surgery. J Endod. 1995;21(6):340-342.

[2] Wong JW, Gallant-Beham C, Wiebe, C, Mak K, Hart DA, Larjava H, H.kkinen L. Wound healing in oral mucosa results in reduced scar formation as compared with skin: Evidence from the red Duroc pig model and humans. Wound Rep Reg. 2009;17:717-729.

[3] Burkhardt R, Lang N. Role of flap tension in primary wound closure of mucoperiosteal flaps: A prospective cohort study. Clin Oral Implants Res. 2010;21:50-54.

[4] Aukhil I. (2000), Biology of wound healing. Periodontology 2000. 2000;22:44-50.

[5] Broughton G, Janis JE, Attinger CE. Wound healing: An overview. Plast Reconstr Surg. 2006;117:1-32.

[6] Silverstein L. H., Kurtzman G. M., and Shatz P. C. 2009. Suturing for optimal soft-tissue management. J. Oral. Implantol. 35:82-90.

[7] Lin L., Chen M. Y. H., Ricucci D., Rosenberg P. A. Guided tissue regeneration in periapical surgery. Journal of Endodontics. 2010;36(4):618-625.

[8] Edwab RR. Choosing suture materials and needles. Dent Econ. 1995;85:78-79.

[9] Towler MA, McGregor W, Rodeheaver GT, Cutler PV, Bond RF, Phung D, Morgan RG, Thacker JG, Edlich RF. Influence of cutting edge configuration on surgical needle penetration forces. J Emerg Med. 1988 Nov-Dec;6(6):475-481.

[10]Hoard MA, Bellian KT, Powell DM, Edlich RF. Biomechanical performance of tapercut needles for oral surgery. J Oral Maxillofac Surg. 1991;49:1198-1203.

[11]Hutchens LH. Periodontal suturing: a review of needles, materials and techniques. Postgrad Dent. 1995;2(4):1-15.

[12]Sortino F, Lombardo C, Sciacca A. Silk and polyglycolic acid in oral surgery: A comparative study. Oral Surg Oral Med Oral Pathol Oral Radiol Endod. 2008;105(3):15-18.

[13]Leknes KN, Røynstrand IT, Selvig KA. Human gingival tissue reactions to silk and expanded polytetrafluoroethylene sutures. J Periodontol. 2005;76:34-42.

[14]Selvig K, Biagiotti G, Leknes K, Wikesjö U. Oral tissue reactions to suture materials.

[15]Edmiston et al. (2006) Edmiston CE, Seabrook GR, Goheen MP, Krepel CJ, Johnson CP, Lewis BD, Brown KR, Towne JB. Bacterial adherence to surgical sutures: can antibacterial-coated sutures reduce the risk of microbial contamination? Journal of the American College of Surgeons. 2006;203(4):481-489.

[16]BB Burkhardt R, Preiss A, Joss A, Lang NP. Influence of suture tension to the tearing characteristics of the soft tissues: an in vitro experiment. Clin Oral Implants Res. 2008;19:314-319.

[17]Ethicon. Wound closure Manual 2005.

[18]Silver E, Wu R, Grady J, Song L. Knot Security- How is it Affected by Suture Technique, Material, Size, and Number of Throws? J Oral Maxillofac Surg. 2016 Jul;74(7):1304-1312.

[19]Silverstein LH. Principles of Dental Suturing: The Complete Guide to Surgical Closure. Mahwah, NJ: Montage Media; 2000.

[20]Adams B, Levy R, Rademaker AE, Goldberg LH, Alam M. Frequency of Use of Suturing and Repair Techniques Preferred by Dermatologic Surgeons. Dermatol Surg. 2006;32:682–689.

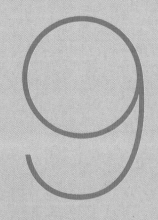

第9章　去骨、根尖切除、搔刮和止血

Osteotomy, Resection, Curettage and Hemostasis

这4个步骤对于充分暴露根管至关重要。去骨可进入病变区和根尖部位；根尖切除可显示牙根的轮廓外形和整个根管系统的解剖变异；搔刮可以完全消除病变；止血为根管的预备和充填创造了适宜的环境。

Ⅰ.去骨

去骨是去除颊侧皮质骨，从而进入待治疗牙根根尖部或侧方。牙根表面可能存在皮质骨开窗，可提供直接进入的空间。经对开窗边缘修整后，足以进入病变区、根尖和根管。但是，在大多数情况下，皮质骨是完整的，而且由于牙位的不同，皮质骨厚度存在差异[1]。可使用旋转器械或超声设备去除皮质骨。

A.钻针去骨

在牙髓外科手术中，过去常用低速手机。然而，组织学研究表明，伴随大量冲洗时，使用高速涡轮手机可以减少不良反应，并可加速骨质愈合。因此，在去骨过程中将会有序地使用高速涡轮手机。除了省时以外，没有振动和压力，可改善患者的舒适度。此外，还有一种高速红环的反角手术手机，其旋转速度与涡轮手机相同，扭矩更大，因此使用时应更加小心。

涡轮手机的主要缺点是存在由混有水的空气引起肺气肿的风险。这个问题可通过使用45°角的无喷雾涡轮手机解决（图9-1）。事实上，这种涡轮手机喷水时不产生空气。头部45°倾斜角度的设计最初是用于智齿的拔除，它可以允许在手术显微镜下更好地观察术野和钻针。目前已有几家制造商可提供这种类型的涡轮手机。

图9-1 45°角高速手机可提供更佳的手术视野。

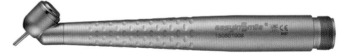

1.冲洗

使用钻针去骨的缺点是它可能在骨组织中引起温度升高。骨组织非常容易受到温度升高的影响，特别是在使用含血管收缩剂的麻药致使血流减少之后[2]。因此，必须在大量冲洗下完成这项操作以避免温度升高。可使用水或无菌生理盐水进行冷却。冲洗还可去除骨碎屑并保持切割效率。在实际操作中，建议使用有大量冷却冲洗的涡轮手机。最近的装置集成了适用于牙髓外科手术的瓶装净化溶液，可用于冲洗（图9-2）。

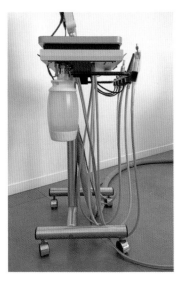

图9-2 安装在术车上的净化水槽系统。

2. 钻针的类型

裂钻（Lindeman bur 型）的工作部位在钻针的侧面，尖端效率不高。碳化钨球钻具有间隔的叶片，可最大限度地减少骨碎屑的堆积，并且仅在尖端处有效。它们特别适用于下颌厚皮质骨板的去骨术。然而，圆钻不能提供骨表面的平切，不能用于根尖切除。

在手术过程中，可以使用几个钻针：一个用于穿透骨质的014加长球钻，一个手术钻针，或用于修整骨壁的碳化钨精修钻针。也可以使用单个钻针，它结合了裂钻和球钻的优点：Zekrya手术加长钻针（图9-3）。这是一种碳化钨裂钻，尖端是圆形的且可切割，利用其有效的工作尖端穿透皮质骨，并使用其侧刃修整骨壁。该钻针还可用于根尖切除和抛光倒充填材料。

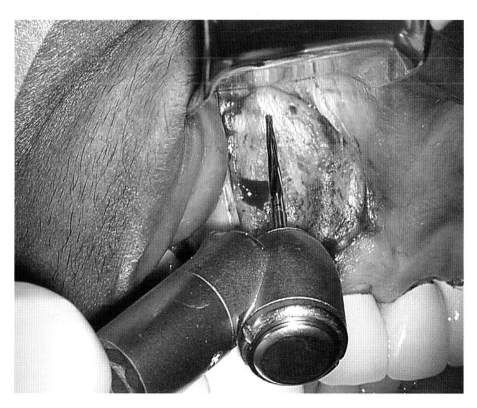

图9-3　安装在45°角手机上的Zekrya手术加长钻针。

B. 超声去骨

如果皮质骨板厚且可与松质骨很好地分离，则可通过骨窗进入病变区[3]。这种情况主要涉及下颌磨牙区。切除边缘后，取出开窗的皮质骨并保存于生理盐水中。在手术结束时，将其放回原有位置，这将有利于愈合（图

9-4）。该过程使用超声骨刀（图9-5）。超声骨刀比传统的超声手机具有更大的切割能力，并可利用特定的尖端切割骨质（图9-6）。当病变非常接近上颌窦，以及要去除与上颌窦膜接触的薄层骨质而避免穿孔风险时，也可能需要使用超声骨刀。

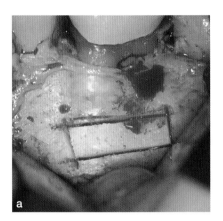
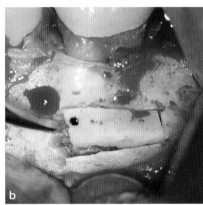
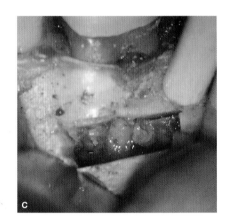
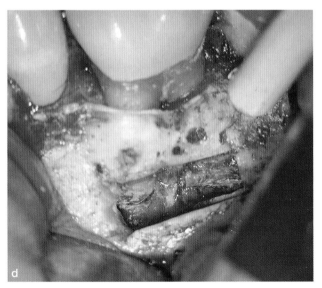
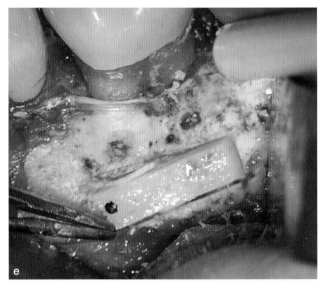

图9-4　（a）在左下第一磨牙的根尖部制备皮质骨窗。（b）使用分离器使皮质骨窗脱位。（c）去除皮质骨窗并行2个牙根根尖切除。（d）倒预备和倒充填后的根尖截面。（e）缝合前皮质骨复位（由Dr Syngcuk Kim提供）。

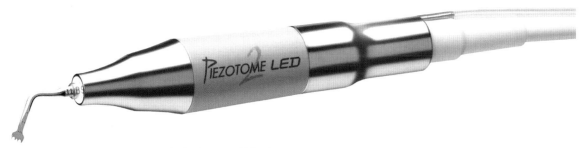

图9-5　Piezotome超声骨刀用于骨切除。

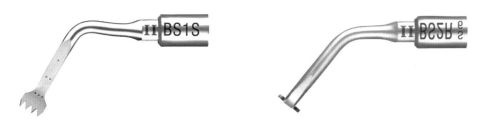

图9-6　用于去骨的特殊工作尖，在工作尖端的同一平面或垂直方向呈现不同角度。

C. 根尖定位

当颊侧骨板破坏或者存在骨开窗时，可直接进入根尖部。然而，在大多数情况下，当翻瓣后暴露骨面时，通常难以精确定位根尖。此时需要仔细分析X线片，评估牙根的长度和方向。在手术期间拍摄X线片，骨面放置的微小阻射标记物可定位根尖。在牙根表面轻微凸起的骨骼形貌也可提供良好的指示（图9-7）。

图9-7　牙根轻微凸起有助于根尖定位。

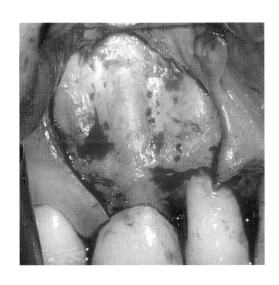

图9-8 颊舌向CBCT截面可评估皮质骨板厚度和定位根尖。

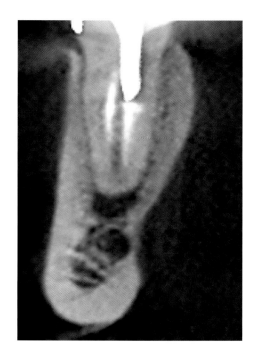

图9-9 （a）剖面图显示去骨的大小与病变的搔刮和器械的放置均相适应。（b）正面图显示去骨的大小与病变的搔刮和器械的放置均相适应。

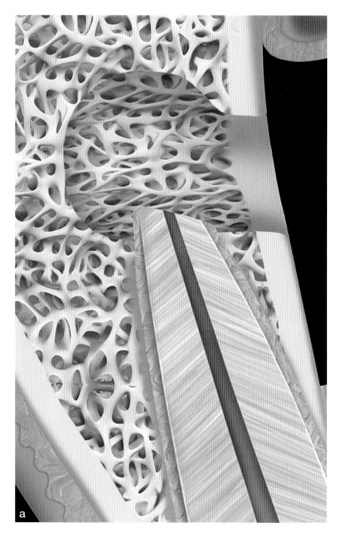

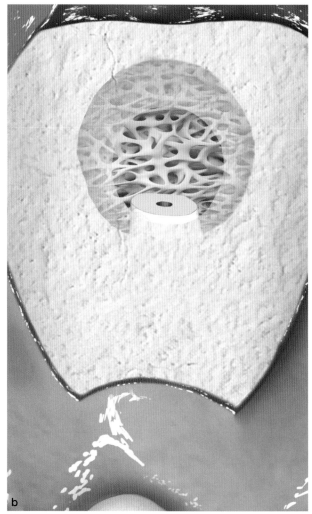

如今，CBCT使得术者不仅可准确地评估根尖的精确位置，而且还能准确地评估需去除的骨厚度，以及周围的解剖结构[4]（图9-8）。

D. 去骨的范围

去骨的范围取决于病变的大小，但也需为根管倒预备和倒充填留出足够的空间。如果病变很大，去骨只需在颊侧骨板上形成一个大到足以搔刮整个病变的窗口即可。病变的体积应允许器械通过而无须额外扩大范围（图9-9）。

如果病变很小，搔刮不是问题。在这种情况下，去骨仅用于为根管倒预备和根管倒充填提供足够空间（图9-10）。

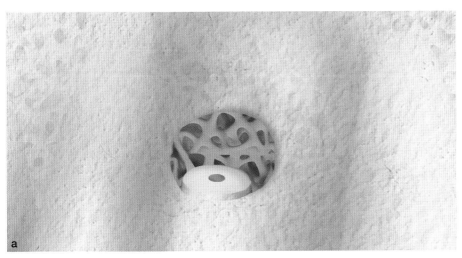

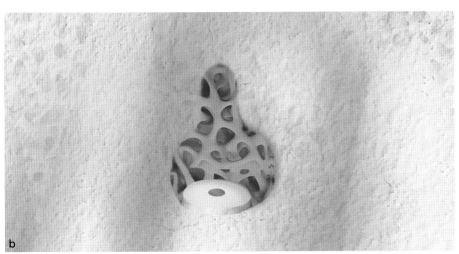

图9-10　（a）去骨需做相应调整以适应加长工作尖。（b）"锁眼"去骨以允许放置加长工作尖。

如果需要用到较长的超声工作尖且去骨范围太小，则可制备一个垂直凹槽以尽可能保留骨质而不将整个去骨范围扩大。这称为"锁眼"去骨（图9-11）。

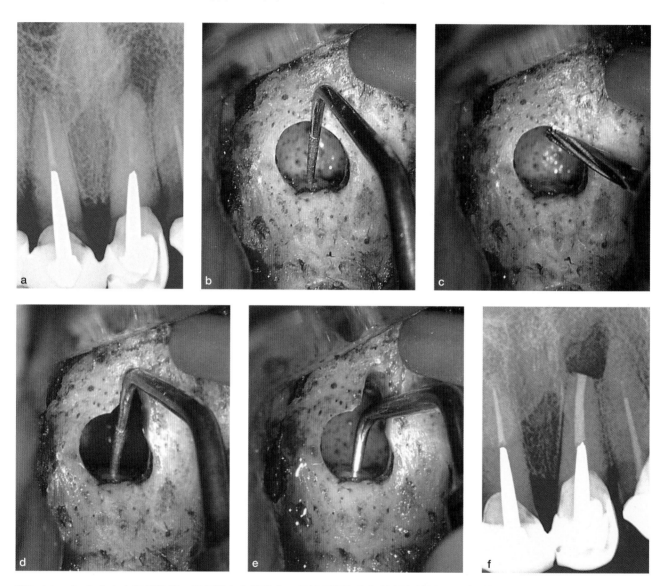

图9-11 （a）左上中切牙很长一段根管未完善治疗。根管倒预备和根管倒充填需要一直到桩的末端。（b）骨腔难以放入一个长的工作尖。（c）使用Zekrya手术加长钻针制备凹槽。（d）该凹槽允许插入9mm长的超声工作尖。（e）工作尖可自由进入根管。（f）术后X线片。完善的根管预备和根管充填。

Ⅱ. 根尖切除

A. 目的

为了进入根管，仅搔刮病变区是不够的，还需行根尖切除。根尖切除有助于清除病变组织并显示牙根外形及根管之间的峡部（图9-12）。

根管系统的解剖变异（三角区、副根管、低分叉）主要位于根尖3mm处[5-6]。切除根尖最后3mm可去除这些复杂的解剖结构，同时可进入根管系统。一些并发症（钙化、穿孔、根管偏移、器械分离）通常位于根尖1/3处，使得正向治疗无法进行。它们在切除过程中很容易被去除（图9-13）。

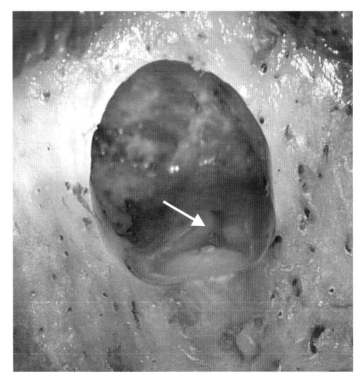

图9-12　右上第二前磨牙根尖切除断面可见位于两根之间的峡部。

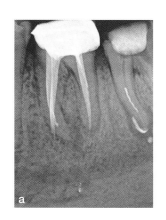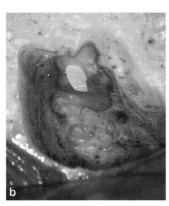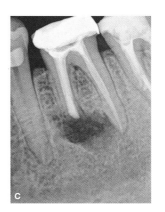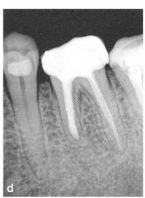

图9-13　（a）左下第一磨牙显示根尖1/3穿孔不能行常规再治疗。（b）切除根尖3mm将穿孔消除。（c）术后X线片。（d）1年后愈合。

然而，对于短根或有吸收的根尖部，为保留牙根，重要的是评估切除后剩余牙根的意义。因此，在某些情况下可对根尖部行简单保守的平整（图9-14）。

相反，在牙根长且细的情况下，有时可切除超过3mm，获得足够厚度的根尖截面，以便安全地进行倒预备和倒充填。

有些情况下需要利用术者的临床经验进行判断，而非一味遵循严格的3mm切除规则。

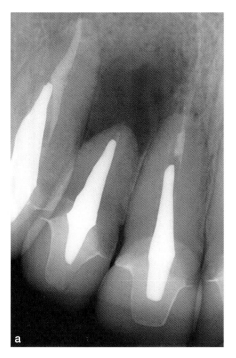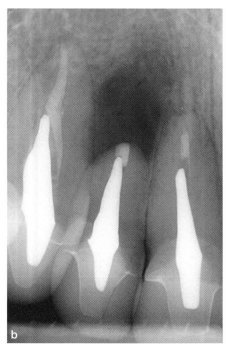

图9-14　（a）右上侧切牙根尖周病变且剩余根管空间很少。（b）术后X线片显示对根尖末端简单保守的平整。

B. 方法

使用Zekrya手术加长钻针进行根尖切除。可与去骨时使用的钻针相同。大量冲洗避免牙齿和周围骨组织的温度升高。

使用成角度的手术手机进行根尖切除。其45°的角度可在显现牙齿根尖部的同时切除牙根（图9-15）。

在实际操作中，根尖切除是渐进性地磨除而非真正的切除。钻针最初的角度并非直接与根管长轴成90°。以45°角接近根尖部，然后逐渐达到恰当的角度。

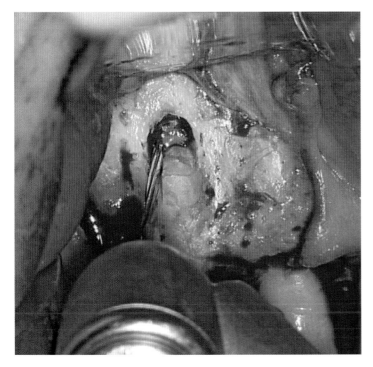

图9-15 使用Zekrya手术加长钻针行根尖切除，可见切除断面。

C. 切除角度

必须特别注意切除角度。根尖切除与牙长轴尽可能垂直，这对于显现整个根管系统非常重要。要避免具有太大的斜角，因为这样会妨碍显现整个根管系统（图9-16）。在这种情况下，不能将所有根管进行预备和充填，会导致治疗失败[7-8]（图9-17）。

切除角度过大，暴露的牙本质小管数量增加。因此，在倒充填时存在更大的微渗漏风险[9]。然而，一项研究发现倾斜的角度似乎对根尖部的微渗漏没有影响[10]。

从实际情况来看，0°角不能提供足够的可见度，尤其是在磨牙区域。因此，应该在取得良好可见性和可能的最小切除角度之间找到一个折中。

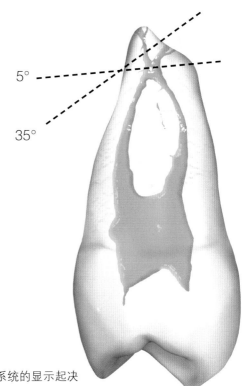

5°

35°

图9-16 切除角度对根管系统的显示起决定性的作用。

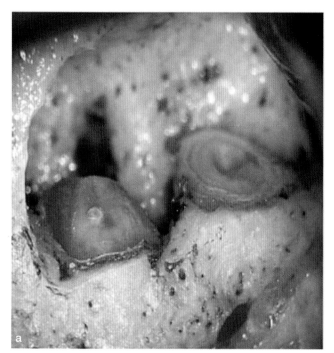

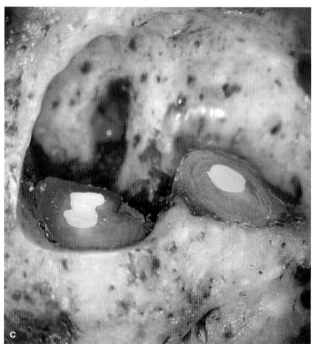

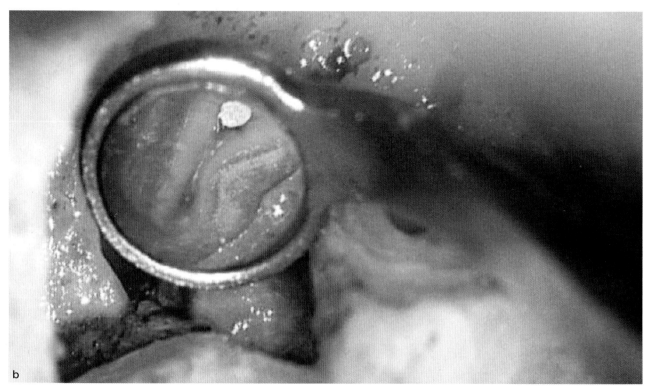

图9-17　（a）左上第一磨牙根尖切除后的颊侧牙根。近中颊侧仅可见1个根管。（b）较少的根尖切除和较小的斜面能显示未治疗的近中颊侧第二根管以及连接2个根管之间的峡部。（c）对所有根管以及连接MB1和MB2的峡部行倒充填。

D. 根尖截面检查

使用显微口镜在高放大倍数（20×）下检查切除的牙根截面（图9-18）。显微口镜是专为显微牙髓外科手术设计的。它们比传统口镜小10倍（图9-19）。显微口镜的反射面可以是铑、蓝宝石或抛光钨。它们可以更容易地显示牙根轮廓和切除的表面，特别是在难以进入的牙位。

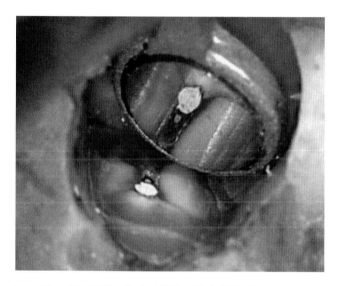

图9-18 使用显微口镜在显微镜下检查充填质量。

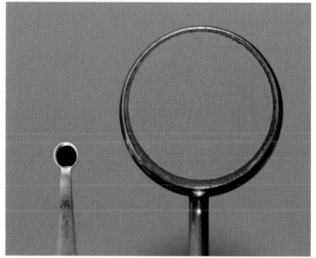

图9-19 显微口镜和传统口镜的大小比较。

亚甲基蓝等染料可用于显示牙根周围的牙周膜[11]（图9-20）。应用亚甲基蓝后，冲洗骨腔并轻微干燥牙根表面。染色可利于定位根管入口，峡部和C形根管。也可使用#17探针定位根管的位置（图9-21）。

在这一步骤中，可以用显微镜观察微裂纹的存在[12]（图9-22）。因此，有必要精确地确定这个裂纹的范围。用Zekrya手术加长钻针在牙根的截面逐渐磨除，直到裂纹消失。如果裂纹在冠状方向上过度延伸，并且冠根比例变得不利，应中断切除，并告知患者手术成功率低（低于30%）[13]。如果是磨牙的牙根，可根据其余牙根的保留意义来选择截根术[14]。

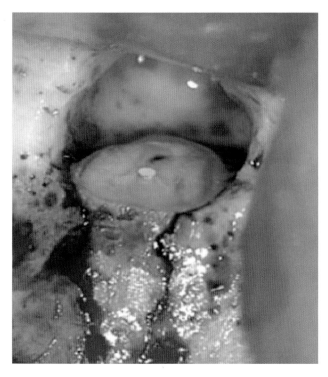

图9-20 使用亚甲基蓝显示牙根轮廓外形及未治疗的根管。

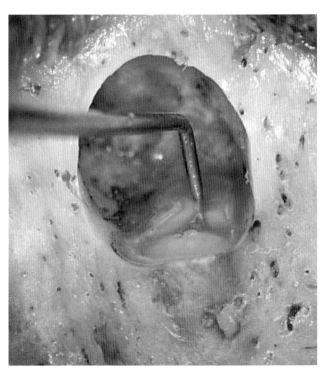

图9-21 #17探针用于定位根管。

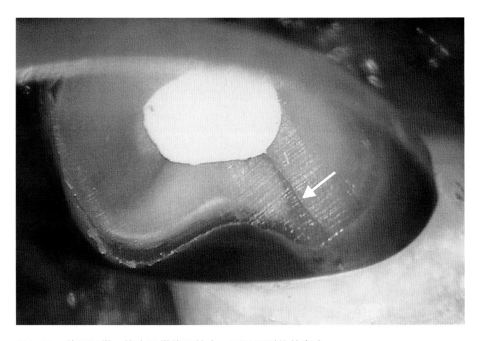

图9-22 使用显微口镜在显微镜下检查，可显示裂纹的存在。

Ⅲ. 搔刮

　　该步骤通常被认为在根尖切除之前进行。然而，事实上，最好在根尖切除后再搔刮。去除切除的根尖后可以更好地进入整个病变区。搔刮的目的旨在消除整个病变。如果是囊肿，在这种情况下，可吸出病变内的内容物并小心地去除包膜。如果是肉芽肿，包膜不是很清楚，搔刮会更困难且更耗时。如果病变很大，使用Lucas刮匙，而Columbia刮治器用于细小弯曲的区域或较小的病变区。刮匙应先使用其锋利的边缘，并且将凹面朝向骨壁以分离包膜（图9-23a）。将刮匙的方向反转，类似使用勺子，挖除已经分离的囊肿碎片（图9-23b）。通常在搔刮结束时会存在一些残留的纤维，特别是在难以到达的区域，尤其是牙根的背面。如果能顺利进入根管，可进行止血。在拍摄X线片评估充填效果后，可进行最后搔刮。被止血剂凝结的残留纤维更易被去除。在关闭术区前的最后一次搔刮也是非常重要的，可重新刺激出血并在骨腔中形成血凝块。

图9-23　（a）刮匙的位置朝向骨壁以从骨面分离病变组织。（b）刮匙的方向反转以挖除感染的病变组织。

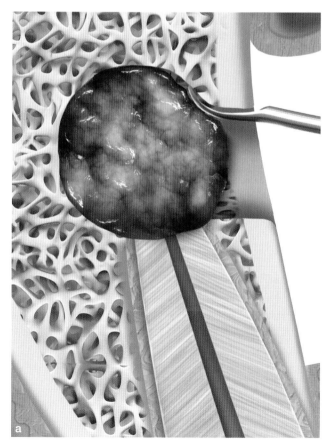
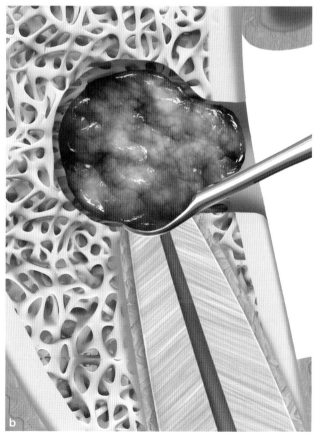

Ⅳ. 止血

在牙髓外科手术中达到完美的止血是非常重要的。必须获得手术部位的良好视野，从而以最佳的方式进行根管预备和根管充填[15]。止血主要通过含有血管收缩剂的局麻药来实现（见第6章）。然而，根尖切除和病变区的搔刮可能会加重出血。重要的是，要尽可能去除导致出血的小组织碎片。骨腔内需达到最佳止血效果的部位有必要使用额外的止血剂[16]。

A. 肾上腺素棉球

浸有血管收缩剂的棉球通常用于实现骨腔止血。使用棉球在骨腔底部轻压骨组织2~3分钟。肾上腺素将直接作用于血管的α受体，导致血管收缩[17]。施加的压力会增强血管收缩作用。在预备和充填过程中可保留骨腔底部的棉球。待操作结束时，可取出该棉球，并冲洗骨腔。

B. 硫酸铁

硫酸铁在牙髓外科手术中非常有用。血液中的蛋白可与硫酸盐和铁离子发生反应，形成蛋白聚集以消除毛细血管出血。

通常使用浸有硫酸铁的棉球（图9-24）。骨组织无须加压。简单地接触即可止血。立即形成褐色凝结物。

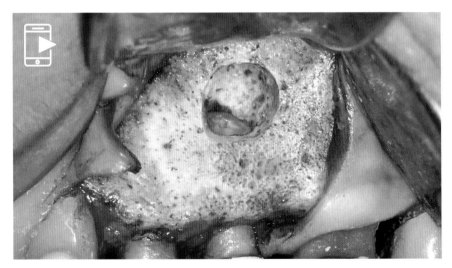

图9-24 没有硫酸铁的棉球。

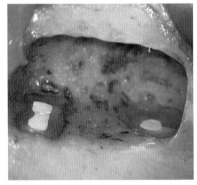

图9-25 硫酸铁的止血效果。

　　若术后将硫酸铁遗留在术区，则可能引起该区域的中度炎症[18]。在操作结束时，需要进行终末冲洗和术区的搔刮，以便去除硫酸铁残留物，实现最佳的愈合[19]。鉴于硫酸铁的止血效果，在牙髓外科手术中可选择其作为止血剂（图9-25）。

Ⅴ. 不同牙位的注意事项

A. 上颌前牙

　　这一区域没有特别困难的情况。侧切牙的牙根可能比中切牙的牙根更向腭侧倾斜，尖牙的牙根可能更长（图9-26）。

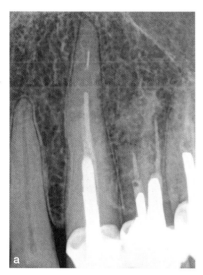
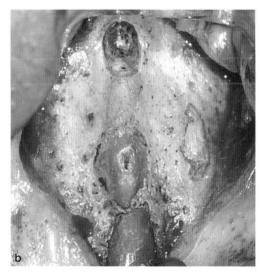

图9-26　（a）左上尖牙有一个非常长的牙根需行牙髓外科手术。（b）非常高的根尖去骨需要行双侧垂直切口以暴露牙根尖端。显示颊侧侧支根管。（c）主根管和侧支根管充填。（d）术后X线片显示良好的根管充填。

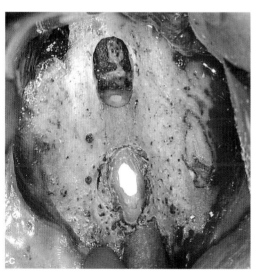
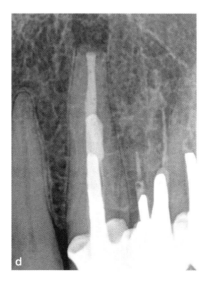

B. 上颌前磨牙

在上颌前磨牙中，当第一前磨牙为双根时，腭根的处理是较为困难的。首先应切除颊根根尖，以便充分获得腭根入路。有时在定位腭根根尖前，需要穿通相当厚的骨质。因此，需要扩大去骨，以进行倒预备和倒充填（图9-27）。

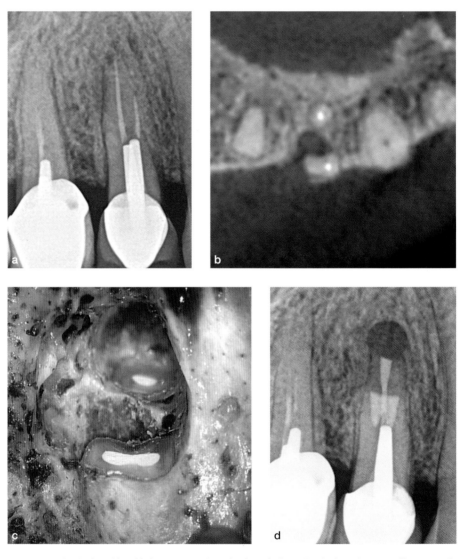

图9-27 （a）右上第一前磨牙可见双根及根尖周病变。（b）水平向CBCT截面可见存在3个根管。（c）颊侧牙根根尖切除后可接近腭根根尖。（d）术后X线片显示3个根管的充填。

C. 上颌磨牙

上颌窦的存在是这个区域需要特别注意的。在去骨过程中，若上颌窦位于患牙牙根根尖部附近时，重要的是不要造成上颌窦穿孔。在这种情况下，必须使用CBCT提供信息。从牙根的根中1/3和根尖1/3交界处开始去骨，直到找到牙根。这样就可以避免上颌窦穿孔而以一种更安全地方式逐渐到达根尖部（图9-28）。

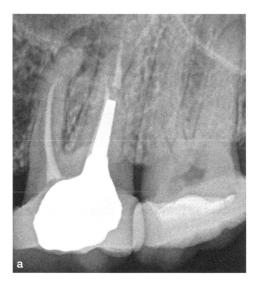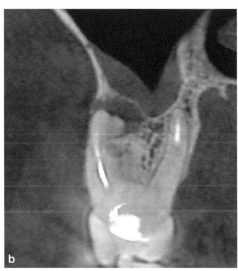

图9-28　（a）X线片显示左上第一磨牙的病变接近上颌窦。（b）CBCT截面确定了需要接近根尖部的位置，位于预估的根中1/3和根尖1/3交界处。

D. 下颌前牙

进入这一区域可能会受到颏部突起的限制，使手术变得特别复杂。此外，如果牙根向舌侧倾斜，则需要去除更多的皮质骨（图9-29）。

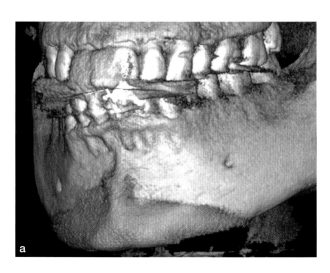

图9-29　（a）三维重建显示颏部的突起。

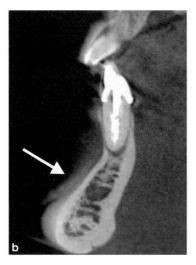
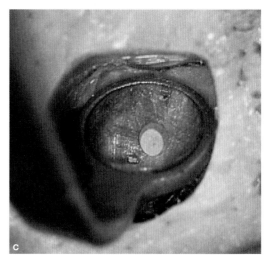

图9-29（续） （b）颊舌向CBCT截面确认颏部突起。（c）显微口镜中根尖切除断面的临床图可显示皮质骨厚度。

E. 下颌前磨牙

与切口一样，这一部位的主要难点在于颏神经位于此区域。颏神经通常位于2颗前磨牙之间，必须通过CBCT图像精确定位。如果颏神经接近患牙根尖部，那么去骨可更靠冠方，直到找到牙根为止。这样就可能避开颏孔而以一种更安全的方式逐渐到达根尖部（图9-30）。

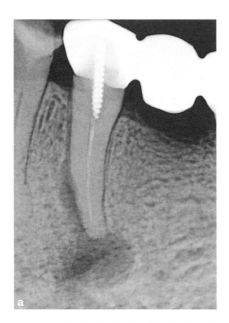
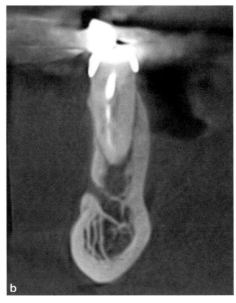

图9-30 （a）X线片提示接近颏孔。（b）CBCT截面可精确定位颏孔。

F. 下颌磨牙

皮质骨板厚度和颊侧斜嵴是该区域的主要难点。越靠后，要到达根尖部需去除的皮质骨板就越厚。因此，下颌第二磨牙通常是手术的禁忌证（见第2章）。

VI. 活检

这是对病变组织的病理分析。牙髓外科手术中的大部分病变都是炎症性的，且与牙髓感染有关。美国牙髓病学会（AAE）建议，如果"在临床或影像学检查中发现持续性病变或与牙髓来源疾病不相符的病变"，应进行活组织检查[20]。此外，患者的病史也可作为取样和病理分析的依据。

关键点

使用装有Zekrya手术加长钻针的45°角手机进行去骨。在下颌磨牙，可以使用超声骨刀制备骨窗。

通过对影像学和解剖知识的分析，可评估根尖位置。利用CBCT进行三维检查是准确定位根尖位置的关键。

根尖切除的目的是显示所有牙根的轮廓外形和根管系统（峡部、C形根管）。

根尖切除应尽可能与牙根长轴垂直。

使用显微口镜在高倍镜下观察切除后的牙根截面。

搔刮应在根尖切除后进行。

浸有硫酸铁的棉球可达到理想的止血效果。

如果怀疑存在非牙髓来源的病变，则应进行活组织检查。

参考文献

[1] Katranji A, Misch K, Wang H. Cortical bone thickness in dentate and edentulous human cadavers. J Periodontol. 2007;78:874–878.

[2] Eriksson AR, Albrektsson T. The effect of heat on bone regeneration: an experimental study in the rabbit using the bone growth chamber. J Oral Maxillofac Surg 1984:42:705–711.

[3] Abella F, de Ribot J, Doria G, et al. Applications of piezoelectric surgery in endodontic surgery: a literature review. J Endod 2014;40:325–332.

[4] Curtis DM, VanderWeele RA, Ray JJ, Wealleans JA. Clinician-centered outcomes assessment of retreatment and endodontic microsurgery using cone-beam computed tomographic volumetric analysis. J Endod. 2018 Aug;44(8):1251-1256.

[5] Kim S, Pecora G, Rubinstein R. Comparison of traditional and microsurgery in endodontics. In: Kim S, Pecora G, Rubinstein R, eds. Color atlas of microsurgery in endodontics. Philadelphia: W.B. Saunders, 2001:5–11.

[6] Vertucci FJ. Root canal anatomy of the human permanent teeth. Oral Surg Oral Med Oral Pathol 1984;58:589–599.

[7] Villa-Machado PA, Botero-Ram.rez X, Tob.n-Arroyave SI. Retrospective follow-up assessment of prognostic variables associated with the outcome of periradicular surgery. Int Endod J. 2013 Nov;46(11):1063-1076.

[8] Song M, Shin SJ, Kim E. Outcomes of endodontic micro-resurgery: a prospective clinical study. J Endod. 2011;37(3):316–320.

[9] Gagliani M, Taschieri S, Molinari R. Ultrasonic root-end preparation: influence of cutting angle on the apical seal. J Endod. 1998;24(11):726–730.

[10] H. Garip, Y. Garip, H. Oru.oglu, and S. Hatipoglu. Effect of the angle of apical resection on apical leakage, measured with a computerized fluid filtration device. Oral Surg, Oral Med, Oral Pathol, Oral Radiol and Endo, 2011;111(3),50–55.

[11] Cambruzzi J.V., Marshall F.J., Pappin J.B. Methylene blue dye. An aid to endodontic surgery. J. Endodont. 1985;11:311–314.

[12] Von Arx I, Steiner G, Tay FR. Apical surgery: endoscopic findings at the resection level of 168 consecutively treated roots. Int Endod J 2011;44:290–302.

[13] Tawil PZ, Saraiya VM, Galicia JC, Duggan DJ. Periapical microsurgery: the effect of root dentinal defects on short- and long-term outcome. J Endod. 2015;41(1):22-27.

[14] Fugazzotto PA. A comparison of the success of root resected molars and molar position implants in function in a private practice: Results of up to 15-plus years. J Periodontol. 2001;72:1113–1123.

[15] Kim S, Kratchman S. Modern endodontic surgery concepts and practice: a review. J Endod 2006;32:601-623.

[16] Kim S., Rethnam S. Hemostasis in endodontic microsurgery. Dent. Clin. North Am. 1997;41:499–511.

[17] Lee JS, Kim SK. The influence of epinephrine concentration in local anesthetics on pulpal and gingival blood flows. J Korean Acad Conserv Dent 2003; 28:475-484.

[18] Lemon RR, Steele PJ, Jeansonne BG. Ferric sulfate hemostasis: effect on osseous wound healing. Left in situ for maximum exposure. J Endod. 1993;19(4):170-173.

[19] Jeansonne BG, Boggs WS, Lemon RR. Ferric sulfate hemostasis: effect on osseous wound healing. II. With curettage and irrigation. J Endod 1993;19:174–176.

[20] American Association of Endodontists. Guide to clinical Endodontics- 6th edition. 2013.

第10章　根管倒预备
Retrograde Canal Preparation

在很长一段时期内，牙髓外科手术仅做单纯的根尖切除，并不包括根管倒预备和根管倒充填。如今我们知道，根尖切除不足以获得令人满意的成功率。只有对根管进行机械倒预备才可以清洁和消毒根管系统。这是获得可靠、可重复结果的必需步骤。

Ⅰ.目的

根管倒预备（图10-1）的目的是：

· 去除旧充填材料。

· 去除感染的牙本质。

· 根管消毒。

· 为良好的倒充填提供空间。

在这些条件下，牙髓外科手术类似于通过外科途径进行的根管再治疗。

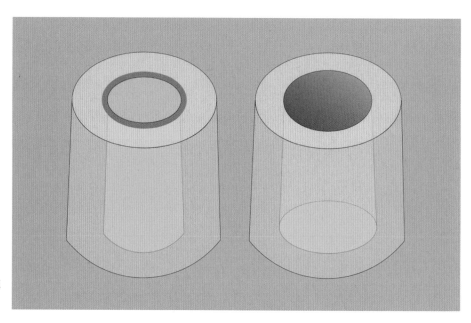

图10-1　根管倒预备图示：旧充填材料和感染牙本质被去除。

A. 清创

现在已清楚地认识到，牙髓来源病变是由存在于根管内的细菌导致的[1-2]。任何牙髓治疗的目的都是尽可能地清除这些细菌。传统的根管治疗中，有很大一部分根管壁在机械预备过程中是未被触及的[3]。冲洗是机械预备的重要补充，尤其在器械难以达到且解剖结构复杂的根尖区域更是如此。

而在牙髓外科手术中，根尖末端被切除，使得通过复杂的根尖端直达根管系统成为可能。这样一来，在冠方入路治疗中无法达到或无法预备的根管感染部分，就可以很容易地被识别、预备和清创。

B. 纠正初次根管治疗中的失误

在根尖手术过程中可以很容易地识别出传统根管治疗和根管再治疗失败的原因。有研究分析了最常见的原因[4]。

- 根管充填物周围可见的渗漏（30.4%）。
- 遗漏根管（19.7%）。
- 欠填（14.2%）。

这些初始根管治疗中的失误可以在手术过程中，用根管倒预备的方式纠正（图10-2，图10-3）。

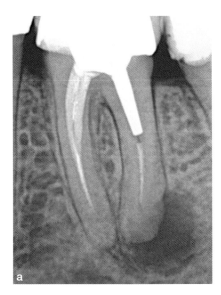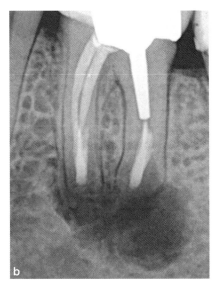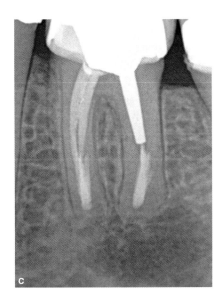

图10-2 （a）左下第一磨牙不完善的根管治疗。（b）根管倒预备和根管倒充填。（c）1年后病变完全愈合。

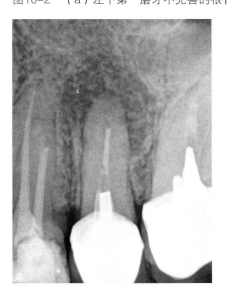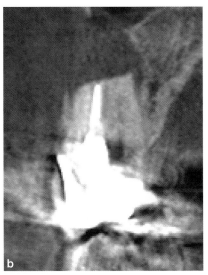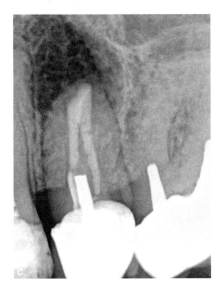

图10-3 （a）左上第二前磨牙的根尖周病变。（b）CBCT截面显示腭侧根管未处理。（c）对余留的颊侧根管和整个腭侧根管进行倒预备和倒充填。

C. 处理复杂解剖结构

1. 侧支根管

侧支根管如果存在，多位于牙根的根尖1/3（73.5%）[5]。切除根尖末端可以清除大多数侧支根管[6]。然而，侧支根管可以存在于牙根的任何水平，并可能是根侧病变的根源。在切除根尖和刮除根尖周病变后，应该在高倍显微镜下检查全部可见的根面是否有侧支根管存在。如有侧支根管，则必须跟主根管一样要预备和充填（图10-4，图10-5）。

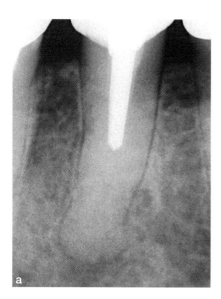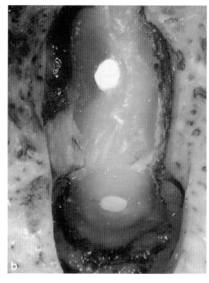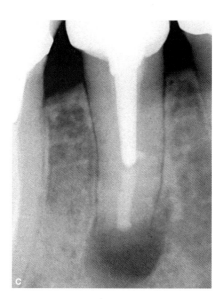

图10-4　（a）右下第二前磨牙不完善的根管治疗。（b）临床可见颊侧根管根中1/3存在侧支根管。（c）术后X线片显示了主根管和侧支根管的倒预备和倒充填。

2. 峡部

峡部是2个根管之间的一种狭窄的带状连通（图10-6）。从冠方入路很难甚至不可能清洁峡部。在那些冠方入路根管治疗看起来完善的病例中，峡部可能是感染持续存在的病因。von Arx[7]分析了在牙髓外科手术过程中上颌第一磨牙近中颊根及下颌第一磨牙近中根峡部的发生率。76%的上颌第一磨牙近中颊根有2个根管并有1个峡部连接。83%的下颌第一磨牙近中根有2个根管并有1个峡部连接。

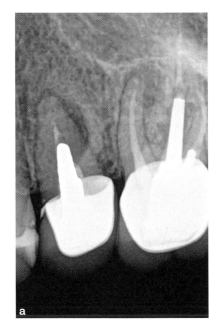
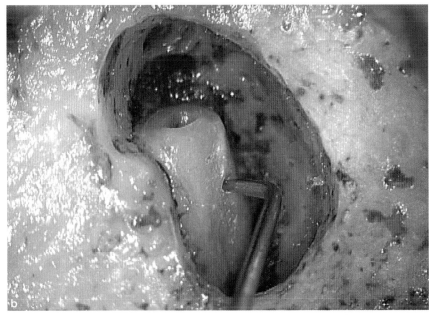
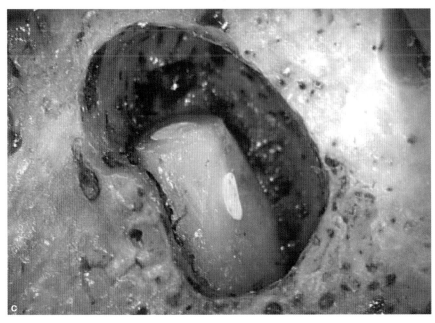
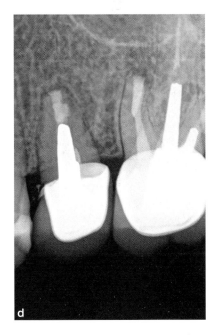

图10-5　（a）左上第二前磨牙存在1个侧支根管。（b）侧支根管展示。（c）倒充填主根管及侧支根管。（d）1年后病变完全愈合。

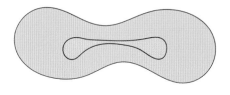

图10-6　连接2个主根管的峡部图示。

2015年，Estrela等[8]用CBCT研究峡部发生率，如表10-1所示。

表10-1　用CBCT研究峡部发生率

牙位	上颌牙	下颌牙
中切牙	0	33.3%
侧切牙	2%	47.6%
尖牙	5%	24%
第一前磨牙	50.5%	18.8%
第二前磨牙	18.8%	3%
第一磨牙	60.8%	87.9%

这项研究很清楚地表明，除了上颌前牙和下颌第二前磨牙外，在根尖切除后都应寻找峡部。只有在手术中，直视下观察根尖切除后的截面，才可以彻底清洁这些峡部。

3. C形根管

根尖切除后有时会暴露像C形根管这样的解剖结构，这种结构在传统根管治疗中特别难以进行机械预备[9]。在这样的病例中，手术入路可以更好地处理这些复杂解剖结构。跟有峡部的病例一样，这样的病例倒预备要顺应根管形态（图10-7）。

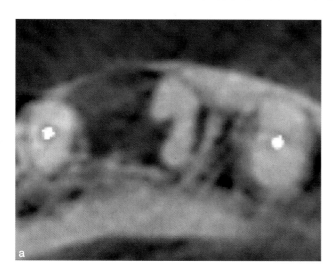
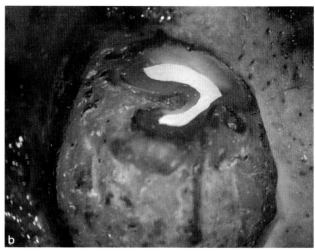

图10-7　（a）左下第一前磨牙C形根管的CBCT截面。（b）对C形根管的倒预备和倒充填。

Ⅱ. 超声器械

　　长期以来，由于使用低速手机或专用于牙髓外科手术的小头手机的球钻，根管倒预备一直被限制为1个简单的圆形洞型。此技术存在诸多限制，如难以达到后牙的根尖区，反角机头过大几乎无法顺应牙根长轴方向工作[10]。

　　这样预备出来的窝洞就是根管入口处的简单的圆形洞型（图10-8a，b）。使用银汞合金作为倒充填材料，窝洞预备无固位形，难以达到良好的封闭[11]。这种旧技术的成功率大约为60%[12]，这仍然是许多牙医的认知。

　　到了20世纪90年代，Gary Carr产生了将超声工作尖专用于牙髓外科手术的想法[13]。超声工作尖尖端明显小于球钻，工作时可以做到更精细

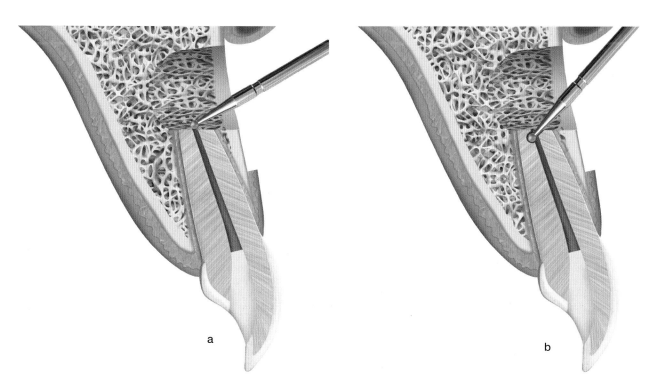

图10-8　（a）用球钻倒预备的根尖洞型。（b）不能顺应牙长轴，有腭侧穿孔的风险。

和微创[14]，可以顺应根管长轴，减少根管侧穿的风险[15]（图10-8c，d）。倒预备不再是受限的简单洞型，而是可以深入清洁和成形根管系统达数毫米。

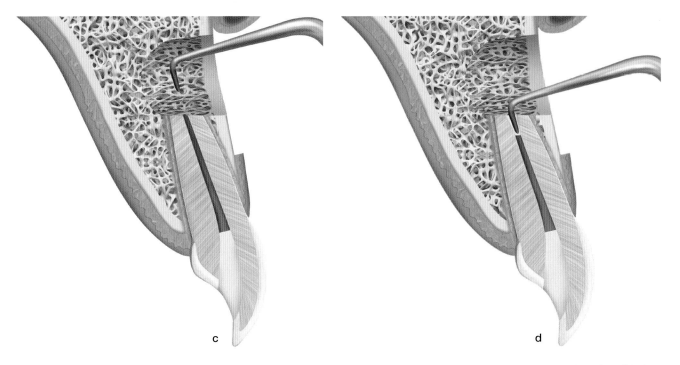

c　　　　　　　　　　　　　　　　　　　　d

图10-8（续）　（c，d）用超声工作尖预备能在根管内顺应牙长轴保存更多牙体组织。

声波[16]或超声手机配以带金刚砂的工作尖。工作尖的振动加上末端的摩擦作用可以去除旧根充物及感染牙本质。

不同制造商生产了各种不同形状的工作尖，但它们都有带金刚砂的至少3mm长直的尖端。正是这带金刚砂的尖端，使得直视下的根管倒预备成为可能。

A. 超声仪

超声是一种频率超过20kHz的机械波。牙科使用的频率为20～40kHz[17]。超声仪有不同的原理：磁致伸缩和压电陶瓷。

磁致伸缩式超声仪振动更不规则，能量更小，因此基本不用于牙髓外科手术。

临床通常使用的是压电陶瓷式超声仪。

其工作原理如下：交流电流被超声发生器放大。电流通过瓷碟，瓷碟反应为形变（收缩和伸长）（图10-9）。形状的交替变化产生振动，并传递到尖端。

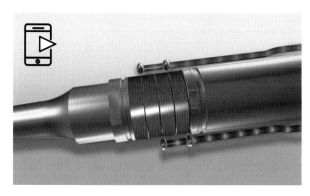

图10-9　压电超声仪的工作原理。电流导致瓷碟微移位。

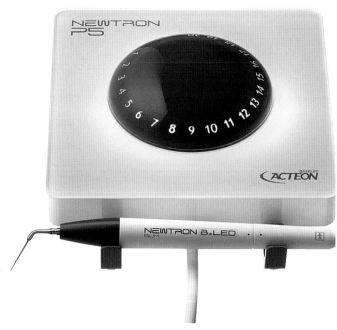

图10-10　可调整振动频率的Newtron超声仪（Acteon）。

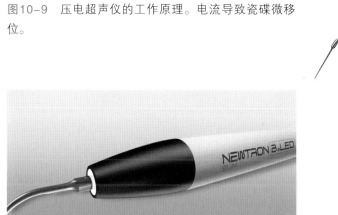

图10-11　Newtron超声手柄（Acteon）。

　　各家生产商都可提供不同的超声仪和各种形状的超声工作尖，然而只有Acteon公司提供的Newtron系统才允许根据尖端遇到的阻力来调整振动频率（图10-10），因此该手柄更适于牙髓外科手术的根管倒预备（图10-11）。

B. 超声工作尖

　　切割力来自超声工作尖的运动。超声工作尖在根管壁上高频振动可以清除碎屑、感染牙本质和原根充物。被设计用于牙髓外科手术的超声工作尖只通过其末端的几毫米有效工作，其工作端可包被金刚砂，以提高工作效率[18]。第4章会详述了不同厂家可提供的工作尖。用于前牙的工作尖有2个位于同一平面内的弯曲（图10-12）。为后牙设计的工作尖也有2个弯曲，但通常位于2个不同的平面内。只

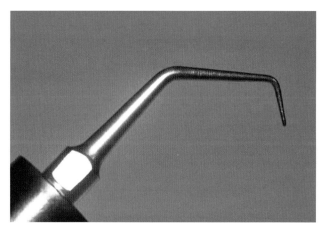

图10-12　用于根管倒预备的超声工作尖的通常设计，具备2个弯曲，且位于同一平面内。

有一种类型的工作尖有位于2个平面内的3个弯曲：BK3（SybronEndo）（图10-13）。这种工作尖适应所有解剖形态，对侧支根管的预备可提供更好的入路。它同样可有效应用于上颌前牙（图10-14）或下颌磨牙（图10-15）。3个弯曲的工作尖端与手柄不在同一平面内，可以提供更好的可视性（图10-16）。

市场上绝大多数的超声工作尖只有3mm的工作尖末端。有专门为预备遗漏根管全长设计的6mm和9mm长的工作尖［Endo Success Apical Surgery（Acteon）］（图10-17～图10-19）。

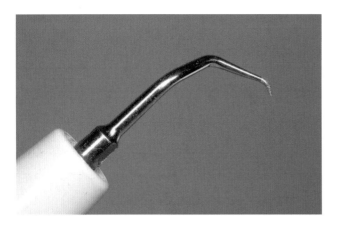

图10-13　BK3工作尖（Kerr）有3个弯曲，位于2个不同的平面内。

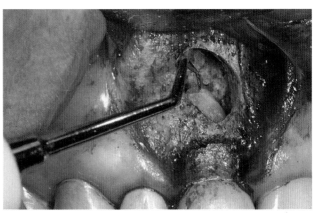

图10-14　BK3工作尖（Kerr）用于上颌前牙根管倒预备。

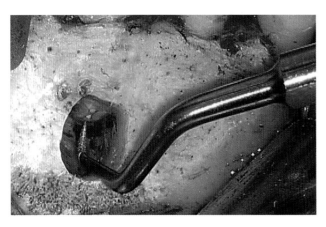

图10-15　BK3工作尖（Kerr）用于下颌磨牙根管倒预备。

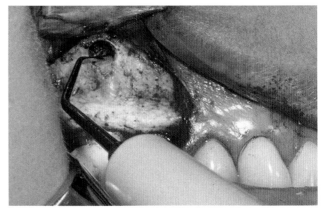

图10-16　BK3工作尖（Kerr）在用于上颌磨牙根管倒预备时能够保持可视状态。

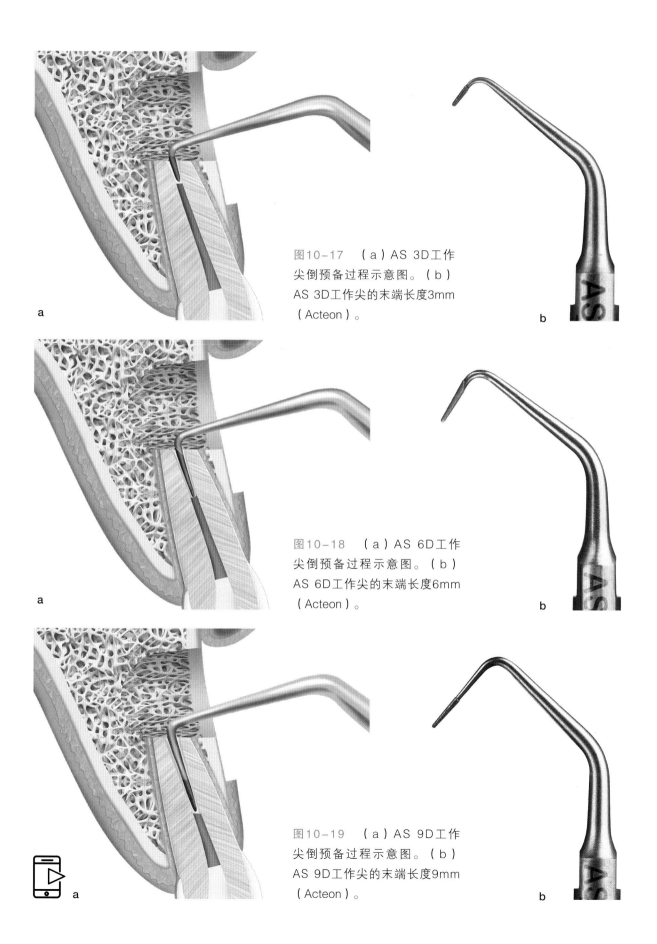

图10-17 （a）AS 3D工作尖倒预备过程示意图。（b）AS 3D工作尖的末端长度3mm（Acteon）。

图10-18 （a）AS 6D工作尖倒预备过程示意图。（b）AS 6D工作尖的末端长度6mm（Acteon）。

图10-19 （a）AS 9D工作尖倒预备过程示意图。（b）AS 9D工作尖的末端长度9mm（Acteon）。

Ⅲ. 技术指南

A. 基本原则

将超声工作尖的工作末端轻柔地放在根管入口，之后启动超声仪。所有超声工作尖必须在大量冲洗下工作。超声工作尖应当在没有垂直向压力的情况下自由地穿透旧根充物。当全部工作尖端已进入根管内，旧根充物已经被清除时，超声工作尖应当小心地做环形运动来清洁根管壁。倒预备的最后一步要在高倍放大条件下，用显微口镜来确认预备后的根管壁上没有残余的根充材料（图10-20）。

B. 特殊预备

1. 峡部和C形根管的倒预备

峡部和C形根管存在的区域牙根特别薄，因此倒预备也应顺应解剖结构，相对细窄。只有超声工作尖才有可能在这些精细的区域进行清洁[19]。在某些病例中有必要使用更细的无金刚砂包被的工作尖，以保持根管壁的厚度。这些略有锥度的超声工作尖工作深度越深，在牙根截面上的预备直径就越大。无论是峡部还是C形根管的哪一侧根管壁过薄，都有必要向冠方上移切除位置，以期得到更厚的根管壁（图10-21）。在主根管倒预备后

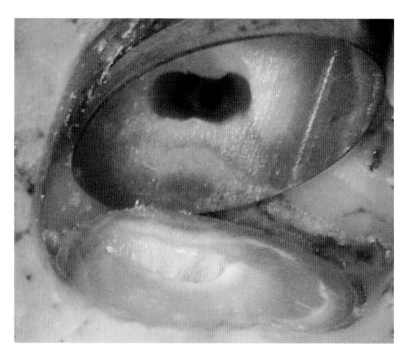

图10-20　高倍放大条件下显微口镜观察倒预备后根管。

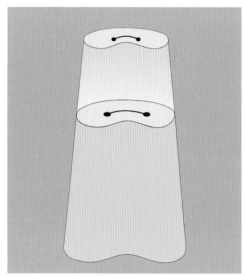

图10-21　峡部两侧根管壁厚度显示了与根尖切除高度的关联。越靠近冠方，根管壁越厚。

再行峡部预备，这有利于确定工作尖的方向。要在整个预备过程中始终保持轴向。在这些特殊区域的预备中，将预备深度限制在3mm以内更为安全。

2. 环桩核的倒预备

在以往的手术中，牙根被切除到桩核的末端，不再有剩余的根管可以倒预备和充填。然而，可以用小号超声工作尖在桩核周围形成沟槽，创造出容纳倒充填材料的空间（图10-22）。

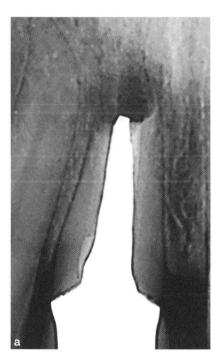
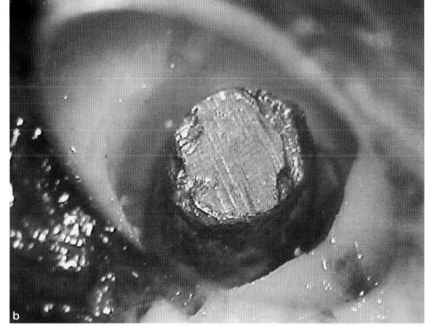
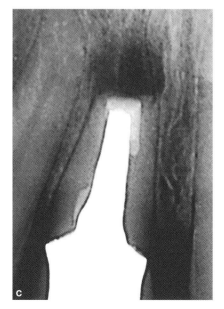
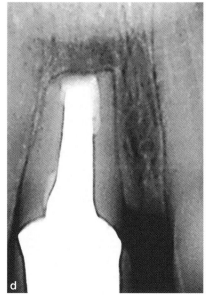

图10-22　（a）以往的上颌中切牙根尖切除，有持续存在的根尖周病变和1个粗大桩核。（b）临床术中所见已切除的根尖，用超声工作尖环绕根管桩预备出沟槽。（c）术后即刻X线片显示环绕根管桩的倒充填材料。（d）1年后病变完全愈合。

C. 大深度的倒预备

　　Friedman在多伦多研究中[20]认为，当所有余留的牙根都被倒预备和倒充填后，成功率应当是100%。他推荐从根尖部倒预备并充填剩余根管的全长。现在Acteon长工作尖的应用使得这种大深度的倒预备成为可能［Endo Success Apical Surgery（Acteon）］。Khayat和Michonneau的 ·项未发表的研究，分析了243例根尖手术病例的成功率与倒预备长度的关系。结果，总的成功率是93.5%，而当倒预备长度超过6mm时（48例），成功率为100%。

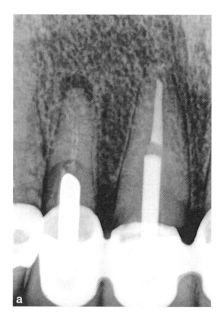
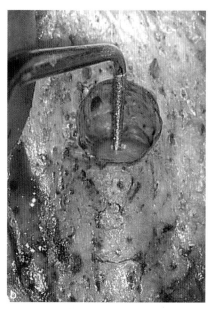
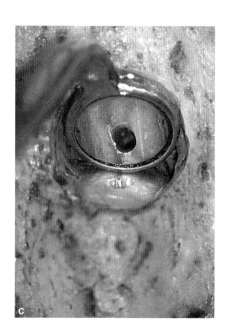
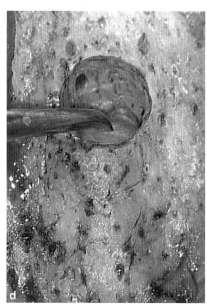
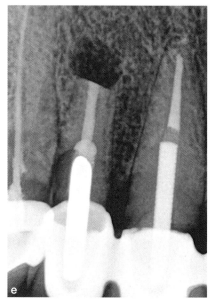

图10-23 （a）上颌侧切牙有固位良好的冠、粗大的桩核及根尖周病变。（b）9mm的超声工作尖在根管倒预备过程中遇到阻力。（c）在高倍放大条件下用显微口镜观察到预备方向太偏离唇侧了。（d）超声工作尖调整位置遵循正确的牙长轴，才可能将根管倒预备到桩核末端。（e）术后X线片显示剩余的根管部分被完全倒充填至桩核。

超声工作尖应当从短到长，序列使用。每支超声工作尖为下一支预备好通路，这可以避免预备过程中的轴向控制错误。每支超声工作尖的根管倒预备过程都要用显微口镜在高倍放大条件下检查，以保证倒预备保持在根管长轴内进行。如果尖端遇到阻力，永远不要加压。应移开超声工作尖，检查根管方向，必要时调整角度（图10-23）。6mm和9mm工作尖在接触根管壁时应当以垂直往复的方式运动。

这种新的根管倒预备方式为牙髓外科手术打开了新的愿景。它类似于从手术端完成传统的根管治疗（图10-24）。

这种新的手术技术可以扩大牙髓外科手术的适应证（图10-25）。

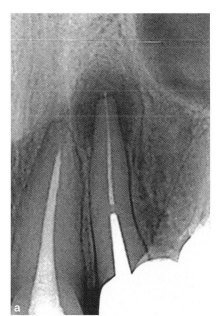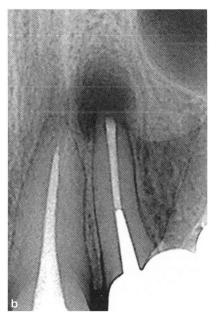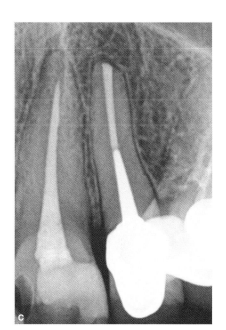

图10-24 （a）左侧上颌侧切牙、桥基牙，有根尖周病变。（b）术后X线片显示根管被完全的倒预备和倒充填至桩核末端。（c）1年后病变完全愈合。

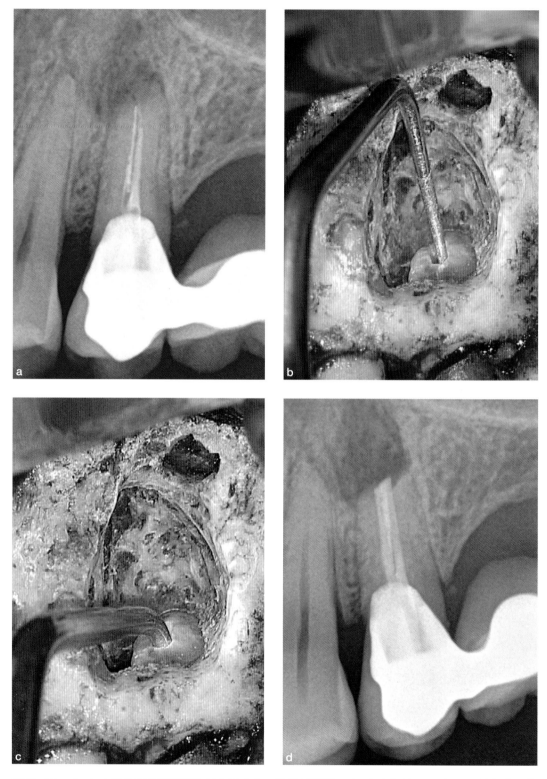

图10-25　（a）上颌前磨牙桥基牙的根尖周病变，伴器械折断。（b）在经过3mm和6mm的超声工作尖预备后，9mm超声工作尖放置于根管入口。（c）9mm超声工作尖全部穿透进入根管。（d）术后X线片显示从手术入路进行完善的根管治疗。

D. 冲洗

　　牙髓外科手术遵循传统根管治疗的原则。根管必须被成形、清洁和封闭。新型的大深度预备与传统的根管治疗类似，根管也可以被冲洗和彻底消毒。可以将传统的冲洗器针头预弯，顺长轴方向放入根管内（图10-26）。次氯酸钠可以用作冲洗，前提是吸唾器直接放置在根管口旁，防止潜在的软组织损伤风险。

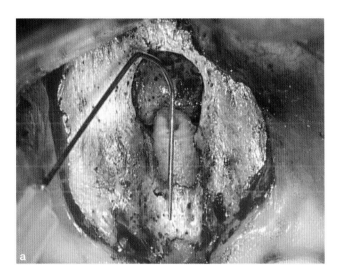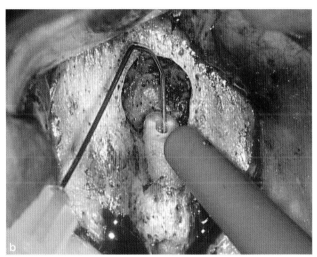

图10-26　（a）传统的冲洗针头预弯后用于冲洗根管。（b）冲洗针头插入根管内，同时吸唾管紧挨根管口放置。

关键点

根管倒预备的主要目的是去除旧充填材料、去除感染牙本质，并为倒充填提供空间。

根管倒预备使得对根尖部复杂解剖结构（侧支根管、峡部和C形根管）易于处理。

倒预备使用安装于压电陶瓷式超声仪上的超声工作尖来完成。工作时超声工作尖无压力地置于根管长轴方向并伴大量冲洗。

市场上有各种形状及不同弯曲度的工作尖端为3mm的超声工作尖。然而，现在有了加长的工作尖（6mm和9mm），这使得剩余根管全长的倒预备成为可能。

根管倒预备新概念使得医生可以从手术入路完成一个真正的根管再治疗。

参考文献

[1] Kakehashi S, Stanley H, Fitzgerald R. The effect of surgical exposures of dental pulps in germ-free and conventional laboratory rats. Oral Surg Oral Med Oral Pathol 1965;20:340–349.

[2] Bergenholtz G. Micro-organisms from necrotic pulp of traumatized teeth. Odontol Revy 1974;25:347–358.

[3] Paqué F, Balmer M, Attin T, Peters OA. Preparation of oval shaped root canals in mandibular molars using nickel titanium rotary instruments: A micro computed tomography study. J Endod 2010;36,703–707.

[4] M. Song, H. C. Kim, W. Lee, and E. Kim, "Analysis of the cause of failure in nonsurgical endodontic treatment by microscopic inspection during endodontic microsurgery," J Endod. 2011;37(11):1516–1519.

[5] Vertucci FJ. Root canal anatomy of the human permanent teeth. Oral Surg Oral Med Oral Pathol 1984;58:589–599.

[6] Kim S, Pecora G, Rubinstein R, eds. Color atlas of microsurgery in endodontics. Philadelphia: W.B. Saunders, 2001.

[7] Von Arx T. Frequency and type of canal isthmuses in first molars detected by endoscopic inspection during periradicular surgery. Int Endod J 2005;38:160–168.

[8] Estrela C, Rabelo LE, de Souza JB, Alencar AH, Estrela CR, Sousa Neto MD, Pecora JD. Frequency of root canal isthmi in human permanent teeth determined by cone-beam. J Endod 2015;41:1535–1539.

[9] Kato A, Ziegler A, Higuchi N, Nakata K, Nakamura H, Ohno N. Aetiology, incidence and morphology of the C-shaped root canal system and its impact on clinical endodontics. Int Endod J. 2014;47(11):1012–1033.

[10] von Arx T, Walker WA. Microsurgical instruments for root-end cavity preparation following apicoectomy: a literature review. Endod Dent Traumatol. 2000;16:47–62.

[11] Szeremeta-Brower TL, VanCura JE, Zaki AE. A comparison of the sealing properties of different retrograde techniques: an autoradiographic study. Oral Surg Oral Med oral Pathol 1985;59:82–87.

[12] Setzer FC, Shah S, Kohli M, Karabucak B, Kim S. Outcome of endodontic surgery: a meta-analysis of the literature—part 1: comparison of traditional root-end surgery and endodontic microsurgery. J Endod 2010;36:1757–1765.

[13] Mehlhaff DS, Marshall JG, Baumgartner JC. Comparison of ultrasonic and high-speed-bur root-end preparations using bilaterally matched teeth. J Endod. 1997;23:448–452.

[14] Engel TK, Steiman HR. Preliminary investigation of ultrasonic root-end preparation. J Endod 1995;21:443–448.

[15] Von Arx T, Kurt B. Root-end cavity preparation after apicoectomy using a new type of sonic and diamond-surfaced retrotip: a 1-year follow-up study. J Oral Maxillofac Surg 1999;57:656–661.

[16] Stock CJR. Current status of the use of ultrasound in endodontics. Int Dent J. 1991;41:175–182.

[17] Carr G. Ultrasonic root-end preparation. Dent Clin North Am 1997;41:541–554.

[18] Peters CI, Peters OA, Barbakow F. An in vitro study comparing root-end cavities prepared by diamond-coated and stainless steel ultrasonic retrotips. Int Endod J. 2001;34:142–148.

[19] Hsu Y-Y, Kim S. The resected root surface: the issue of canal isthmuses. Dent Clin North Am. 1997;41:529–540.

[20] Wang N, Knight K, Dao T, Friedman S. Treatment outcome in endodontics: the Toronto Study. Phases I and II: apical surgery. J Endod 2004;30:751–761.

第11章　根管倒充填

Retrograde Obturation

牙髓外科手术与传统的牙髓治疗步骤相同。根管清理干净并成形后，需将其封闭。充填的目的是完全封闭根管系统，防止细菌毒素从根管向根尖周组织渗漏[1]。曾有多种倒充填材料用于牙髓外科手术，本章仅详细介绍目前常用且已得到科学研究支持的材料。

Ⅰ.材料

在牙髓外科手术中使用很久的银汞合金[2]现在已被物理和生物性能更好的新材料所取代。银汞合金的主要缺点是：封闭性不佳（间隙最宽达150μm[3]）、易腐蚀，在根尖区可能出现牙龈着色（图11-1），与新材料相比治疗成功率较低[4]。

Gartner和Dorn定义了理想充填材料的特性[5]：

· 能严密封闭根管系统。

· 有生物相容性。

· 不可吸收性。

· 不溶于根尖周组织。

· 潮湿环境下可硬固。

· 与牙本质壁有粘接能力。

· 体积稳定。

· 无毒性。

· 对根尖周组织无刺激性。

· 能刺激根尖周组织再生。

· 无腐蚀性和电化学作用。

· 不会使牙齿及相邻组织着色。

· 易操作。

· X线阻射性（与牙本质可区分）。

牙髓外科手术后的理想愈合形式是骨组织的修复、牙周膜的重建以及牙根根尖切除表面新牙骨质的形成[6]。因此，存在一个抵抗根管内残留毒素的双重封闭屏障。第一层封闭是来自倒充填材料的机械屏障，第二层是牙骨质自身的生理屏障。临床上，根据X线片显示骨愈合且临床症状消失来评估治疗成功[7]。新牙骨质的形成不能在X线片上检测到，也不是骨修复所必需的。

目前在牙髓外科手术中有数种充填材料。虽然没有一种能够符合所有理想的标准，但是都被证实封闭性好，对牙龈组织无着色，并对根尖周组织有良好的生物相容性。它们的操作性和X线阻射性均不同。

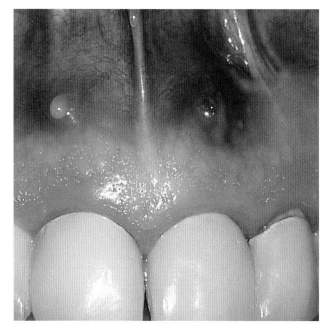

图11-1 旧的银汞合金倒充填材料引起牙龈着色。

A. 加强型氧化锌丁香酚水门汀

氧化锌丁香酚水门汀是最早的根管倒充填材料[8]，溶解度高，硬固时间长。目前有2种改良型的氧化锌丁香酚水门汀还用于临床：Super EBA和IRM。其硬固时间相对较短，易于操作和压实。

1. Super EBA

Super EBA的液体丁香酚部分被乙氧基苯甲酸代替，并向粉末中添加氧化铝（图11-2）。

2. IRM

IRM的粉末中添加了聚甲基丙烯酸甲酯树脂和乙酸锌，以增强其机械性能，并将乙酸添加到丁香酚中（图11-3）。

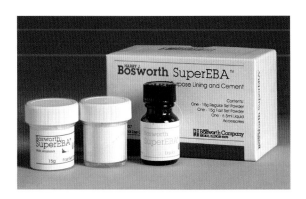

图11-2　Super EBA。

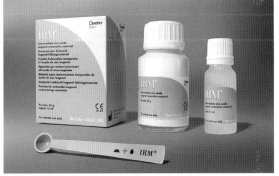

图11-3　IRM（即刻充填材料，Intermediate Restorative Material）。

B. 生物陶瓷材料

生物陶瓷材料是硅酸钙家族的一部分。

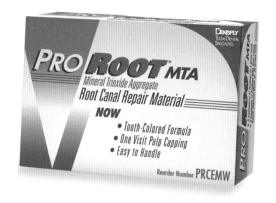

1. MTA

MTA是第一代生物陶瓷类材料，在20世纪90年代中期问世（图11-4）。MTA衍生于波特兰水门汀。其主要成分是硅酸三钙、铝酸三钙、氧化钙和氧化硅酸盐，添加其他次要成分以改善材料的化学和物理性能。粉末由亲水性颗粒组成，可以在潮湿环境下硬固。这些颗粒的水合作用使其形成凝胶样，在4小时内硬固。混合后的材料特性取决于粒径、粉末/液体比和温度。

图11-4　ProRoot MTA。

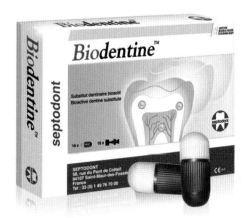

图11-5 Biodentine。

1993年，MTA被推荐作为一种新的根管倒充填材料[9]。它的封闭性优于所有其他倒充填材料，在潮湿环境下可以硬固[10]，生物相容性好，能够诱导牙骨质形成[11]和骨结合[12]。MTA是目前被研究最多的倒充填材料。这种粉末材料必须用水混合。混合后的性状类似于湿沙，不易操作。

现在出现了具有类似成分和生物特性的新产品。

2. Biodentine

Biodentine是一种生物性质与MTA相似的材料，但是硬固更快（12分钟）[13]，更易操作。它以胶囊形式保存，在胶囊中加入5滴液体，然后将该混合物放置在混合装置中震荡30秒（图11-5）。但是无法预测混合后材料的黏稠度，作为倒充填材料其X线阻射性也不够强。

3. TotalFill Putty

TotalFill Putty根管修补材料（RRM）是一种膏剂材料，分为两种形式：每瓶2.5g（硬固时间为2~4小时）（图11-6a）和每支0.3g（硬固时间为20分钟）（图11-6b）。这种预混合的新材料，形状接近于IRM或Super EBA，生物学特性与MTA相似，生物相容性在体内外实验中均与MTA具有可比性[14-15]。

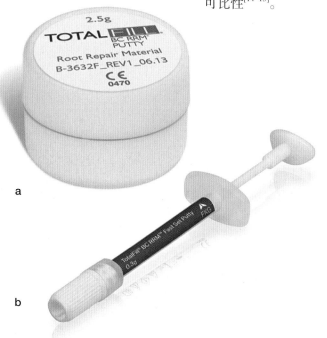

图11-6 （a）TotalFill Putty RRM，瓶装的普通剂型。（b）TotalFill Putty RRM Fast Set，快速硬固的注射剂型。

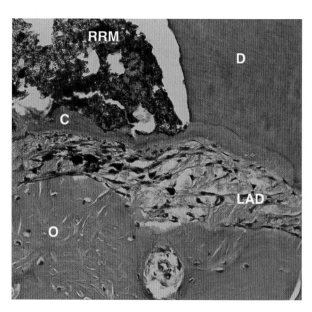

图11-7 组织切片显示与TotalFill Putty（RRM）接触的地方有新的牙骨质形成（C），骨（O）和牙周膜（LAD）能再生。D：牙本质（由Dr Ian Chen提供）。

所有这些材料都经过研究和科学证实。组织学上，MTA和TotalFill是唯一能够诱导牙骨质形成的材料（图11-7）[14,16]。然而，最近的研究表明，没有任何材料能提供统计学上更高的成功率[17]。因此，加强型氧化锌丁香酚水门汀和生物陶瓷均可以用于牙髓外科手术。材料本身并不能保证治疗成功，也不能弥补与手术技术相关的缺点。

Ⅱ. 技术

所有材料的准备和操作都需要严格按照要求执行。为了充分发挥材料的优势，必须了解材料的工作时间和性状。

A. 干燥根管

充填前必须干燥预备后的根管。有以下两种方法。

1. 纸尖

可以使用与传统根管治疗相同的无菌纸尖。将纸尖截断成小段，比倒预备时最后一支超声尖略长，然后用镊子将其插入预备后的根管内。干燥根管需要使用几个纸尖。这种方法较烦琐，且可能在根管内残留纤维（图11-8）。

2. Stropko适配器

干燥根管的最佳方法是使用Stropko适配器上预弯的注射头。这个适配器连接在气枪上[18]，较细的注射头能够顺应根管的走向，快速干燥根管（图11-9）。

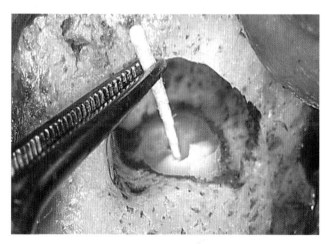

图11-8　纸尖插入预备后的根管内。

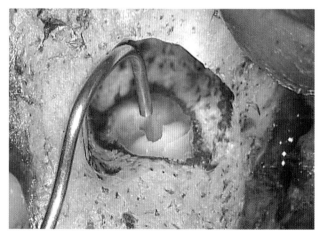

图11-9　连接在Stropko适配器上的预弯注射头干燥预备后的根管。

B. 倒充填

倒充填的长度取决于倒预备的长度。有些病例可以使用3mm、6mm和9mm长的超声尖［AS 3D、AS 6D、AS 9D（Acteon）］倒预备，通过手术封闭整个根管。

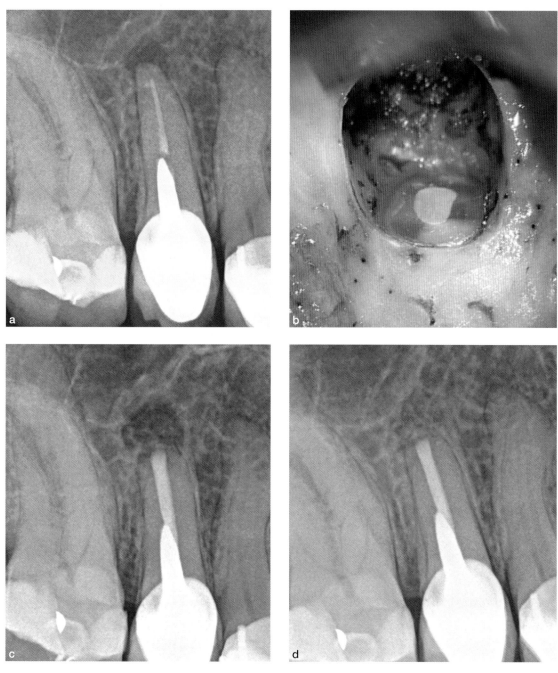

图11-10 （a）桩核冠修复体完好的上颌前磨牙有根尖周病变。（b）倒预备和倒充填后的根尖。（c）术后X线片显示全根管充填。（d）1年后病变愈合。

以下3个病例展示了牙髓外科手术模式的转变。对整个根管进行手术治疗，因此可以被称为外科牙髓病学。（图11-10～图11-12）。

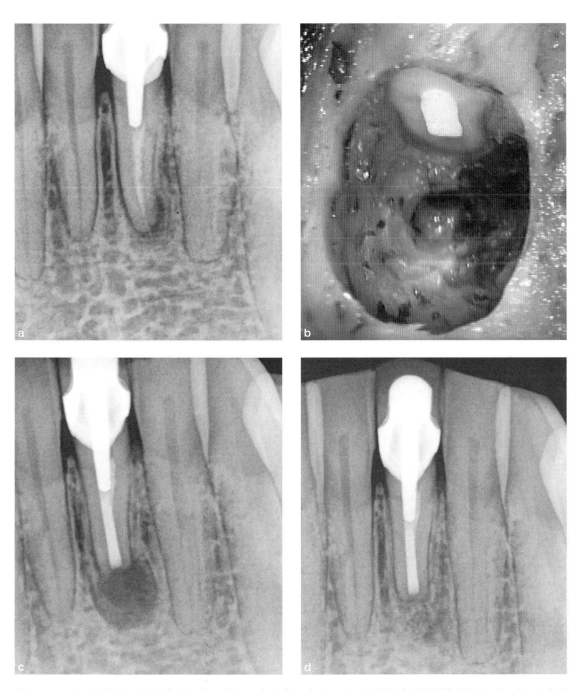

图11-11　（a）桩核冠修复体完好的下颌切牙有根尖周病变。（b）倒充填后的根管呈椭圆形。（c）术后X线片。根管倒预备和倒充填至桩的末端。（d）1年后病变愈合。

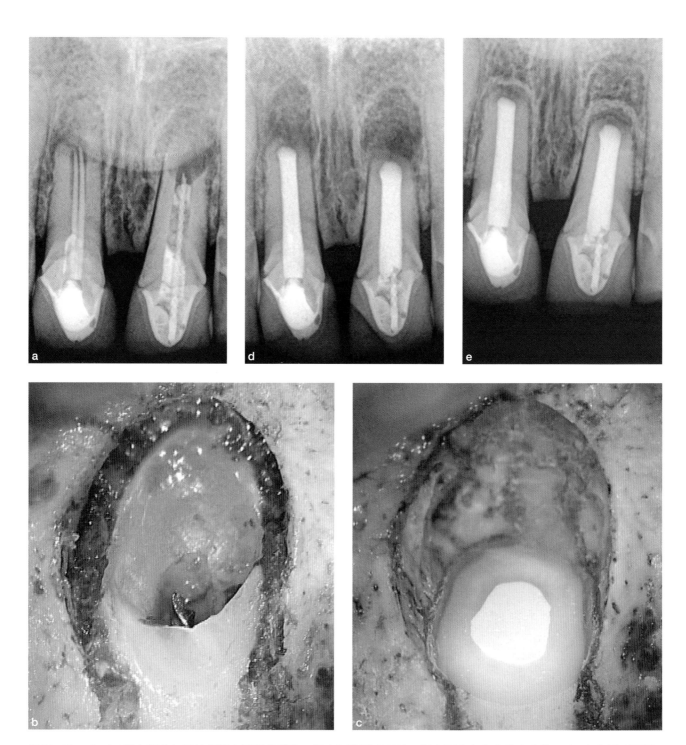

图11-12 （a）2颗上颌中切牙的根管充填影像稀疏，根尖切除形态不佳，根尖周病变存在并有症状。（b）翻瓣后可见1个非常明显的斜角，根管内无根充物，可见折断器械。（c）正确切除根尖和倒充填后的表现。（d）倒充填整个根管至牙颈部。手术是治疗这一复杂病例的唯一合理方法。（e）3年后2颗牙齿病变愈合。

1. Super EBA-IRM-TotalFill

这些材料具有与Cavit相似的膏状稠度。Super EBA和IRM必须按照厂家的说明混合，一滴液体配一勺粉末。将粉末逐渐加入放在无菌玻璃板上的液体中，并用调刀折叠样混合材料（图11-13）。理想的稠度应当是较致密且有一定抗压性，一旦达到适当的稠度，用带着无菌手套的手指在玻璃板上把材料卷成长圆锥形（图11-14）。

它们的硬固时间约为6分钟，有5分钟的工作时间。

使用TotalFill时，用Heidemann调刀从瓶子或注射器中取出材料，放在无菌玻璃板上，然后卷成圆锥形。它的工作时间很长，为医生提供了充足填充根管的时间。

材料在无菌玻璃板上调拌好后，即可将其填充入预备后的根管中。材料的末端可以在每次取下后重新成形，这样放入根管的每块材料看起来就像一根胡萝卜。用一把细的Heidemann调刀（图11-15）将每一个小圆锥形样的材料挑起，充填入预备后的根管中（图11-16）。每填充一次材料都要压实，减少气泡，之后再填入新材料。根据预备后根管的长度和宽度，选择不同尺寸的充填器。大多数充填器的长度为3mm（图11-17a）。有一种具有较长双头末端的充填器（Hu-Friedy PLGBK6），2个工作端长度分别为4.5mm（图11-17b）和6mm（图11-17c）。这种充填器易于将材料压实到使用6mm或9mm超声尖预备的根管中。

用6mm超声尖预备的根管可使用充填器的4.5mm工作端。

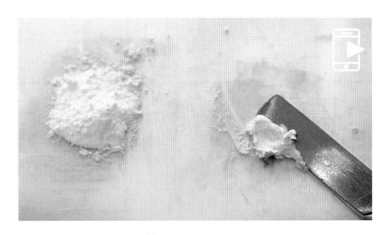

图11-13　在玻璃板上调拌IRM的粉液。

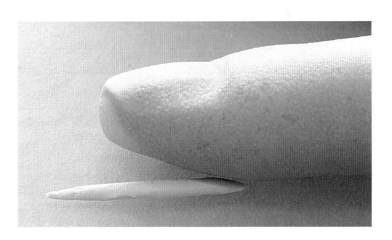

图11-14　材料在无菌玻璃板上被卷成长圆锥形。

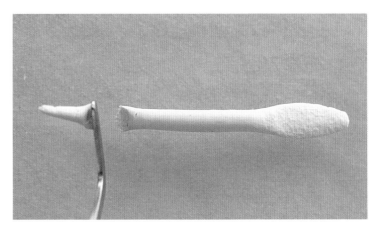

图11-15　用特殊的显微调刀挑起圆锥形的尾端。

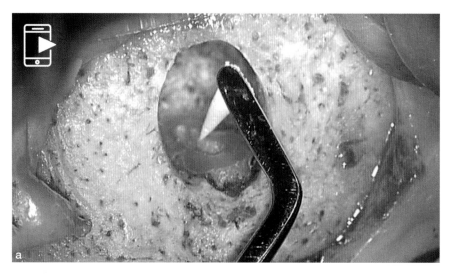
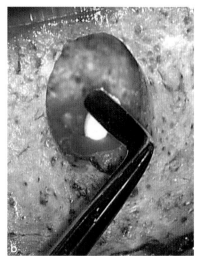

图11-16 （a，b）圆锥形的材料填入到预备后的根管内。

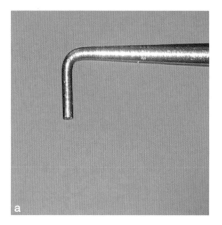
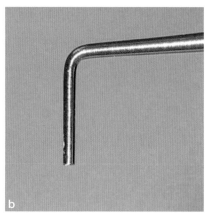
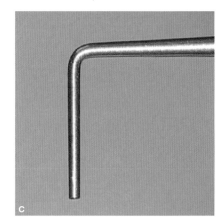

图11-17 （a）Hu-Friedy充填器的3mm细工作端。（b）Hu-Friedy PLGBK6充填器的4.5mm工作端。（c）Hu-Friedy PLGBK6充填器的6mm工作端。

用9mm超声尖预备的根管可以使用充填器的6mm工作端。

这样在填充时可留出足够的空间来压实材料。填充一部分后换用3mm的加压器。根据根管直径可选择不同宽度尺寸的充填器。

当充填器感觉到阻力，并且在压实过程中材料从充填器周围根管中挤出时，可认为根管封闭完全（图11-18）。最后使用Heidemann调刀去除溢出的填充材料，以避免充填材料边缘有缝隙（图11-19）。

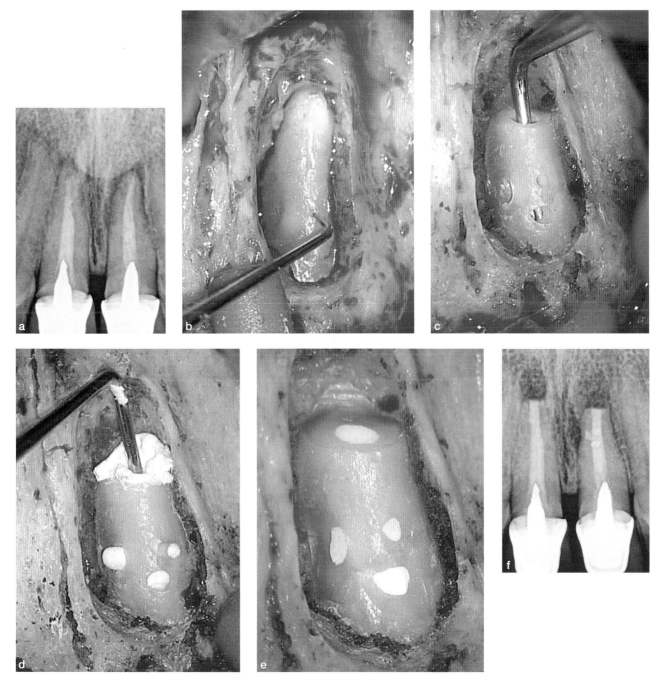

图11-18 （a）全冠修复体完好的上颌中切牙有根尖周病变。（b）翻瓣后证实的侧支根管之一。（c）预备3个侧支根管后再用9mm超声尖（AS 9D）预备主根管。（d）主根管内倒充填IRM，多余的材料从3个预备后的侧支根管内排出。（e）倒充填整个根管系统。（f）术后X线片。

多余的材料使用相同的调刀去除（图11-20）。

使用IRM和Super EBA时，由于材料可快速硬固，所以能立即用钻针修整。可以使用之前去骨、根尖切除步骤中的Zekrya手术加长钻针（图11-21）。

TotalFill硬固时间较长，无须特殊修整，重要的是不要大量冲洗骨腔，以避免冲出已填充材料。

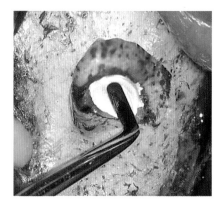

图11-19　最后一次放置的材料略多一些。

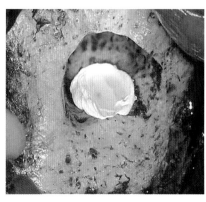

图11-20　抛光前多余的材料必须硬固。

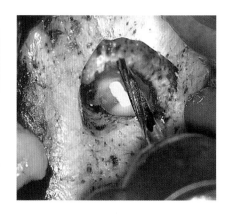

图11-21　用Zekrya手术加长钻针抛光。

2. MTA

MTA产品包括粉状MTA和一瓶蒸馏水，两者的量是按照混合后最佳性状计算出来的。混合后的MTA像湿沙，操作较困难。ProRoot MTA（MTA商品名）的工作时间为5分钟，但其平均硬固时间为2小时45分钟[19]。将材料放入根管内的方法主要有两种。

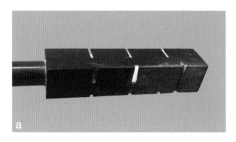

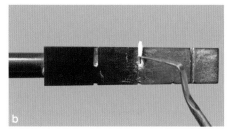

图11-22　（a）MTA填入到Lee成型块的沟槽中。（b）用细的调刀挑取柱状的材料。

Lee成型块

Lee成型块上有多个不同长度的半管形凹槽[20]。将MTA在无菌玻璃板上混合，铺在该成型块的表面，用材料填充凹槽，然后用合适的调刀挑取。这种技术的优点是简单，而且很容易清洗成型块（图11-22）。

MAP系统（Micro-Apical Placement）

MAP系统是一个用于在预备后的根管内充填MTA的注射器（图11-23）。这种注射器分为三部分：注射器主体、柱塞和注射头。前牙、后牙有不同方向的注射头；还有一个镍钛注射头，可以弯曲到所需的角度。MTA的装载方式与银汞合金枪类似，将注射头放在根管口上，通过注射压力将MTA推出。MAP系统比Lee成型块更可靠、更实用，但其维护是一个棘手问题。使用后应立即清洁注射头和柱塞，以防MTA在注射器中硬固。

充填是显微牙髓外科手术成功的重要步骤，应在可控环境中进行。局部必须止血，充填材料时无血液干扰。手术助手的作用是准备材料，并确保骨腔的清洁与干燥。

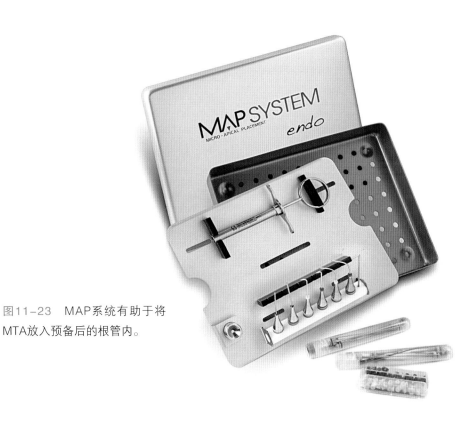

图11-23 MAP系统有助于将MTA放入预备后的根管内。

关键点

两种材料可用于显微牙髓外科手术的倒充填：加强型氧化锌丁香酚水门汀（如Super EBA或IRM）和生物陶瓷材料（如MTA、TotalFill或类似产品）。

生物陶瓷材料可以诱导牙骨质的形成。

在放置倒充填材料之前，应使用Stropko适配器干燥根管。

根据所选材料，可使用Lee成型块，用Heidemann调刀挑起锥形充填材料充填入根管内或使用MAP系统充填。

用显微充填器多次填充材料，每一步都压实，直至充填密实。如果预备的根管较长（最长为9mm），则可使用4.5mm和6mm的充填器将材料压实至根管深部。

对能够快速硬固的材料可在充填结束时进行抛光，对硬固时间长的材料不应进行大量冲洗。

参考文献

[1] Bergenholtz, G., Hörsted-Bindslev, P., & Reit, C. (2010). Textbook of endodontology. Chichester, West Sussex, U.K: Wiley-Blackwell.

[2] Gutmann JL, Harrison JW. Posterior endodontic surgery: anatomical considerations and clinical techniques. Int Endod J 1985:18:8–34.

[3] Moodnik RM, Levey MH, Besen MA, Borden BG. Retrograde amalgam filling: a scanning electron microscopic study. J Endod 1975;1:28–31.

[4] Dorn SO, Gartner AH. Retrograde filling materials: a retrospective successfailure study of amalgam, EBA, and IRM. J Endod 1990;16:391–393.

[5] Gartner AH, Dorn SO. Advances in endodontic surgery. Dent Clin North Am.1992;36(2):357–378.

[6] Lin L., Chen M. Y. H., Ricucci D., Rosenberg P. A. Guided tissue regeneration in periapical surgery. Journal of Endodontics. 2010;36(4):618–625.

[7] Andreasen J.O., Rud J. Correlation between histology and radiography in the assessment of healing after endodontic surgery. International Journal of Oral Surgery. 1972;1:161–173.

[8] Oynick J, Oynick T. A study of a new material for retrograde fillings. J Endod. 1978;4(7):203–206.

[9] Torabinejad M, Watson TF, Pitt Ford TR. The sealing ability of a mineral trioxide aggregate as a retrograde root filling material. J Endod 1993;19(12):591–595.

[10] Walker MP, Diliberto A, Lee C. Effect of setting conditions on mineral trioxide aggregate flexural strength. J Endod. 2006. April;32(4):334–336.

[11] Baek SH, Plenk H Jr, Kim S. Periapical tissue responses and cementum regeneration with amalgam, SuperEBA, and MTA as root-end filling materials. J Endod 2005;31:444–449.

[12] Perinpanayagam H, Al-Rabeah E. Osteoblasts interact with MTA surfaces and express Runx2. Oral Surg Oral Med Oral Pathol Oral Radiol Endod 2009;107:590–596.

[13] Setbon HM, Devaux J, Iserentant A, Leloup G, Leprince JG. Influence of composition on setting kinetics of new injectable and/or fast setting tricalcium silicate cements. Dent Mater 2014;30(12):1291–1303.

[14] Chen I, Karabucak B, Wang C, Wang HG, Koyama E, Kohli MR, Nah HD, Kim S. Healing after root-end microsurgery by using mineral trioxide aggregate and a new calcium silicate-based bioceramic material as root-end filling materials in dogs. J Endod 2015;41(3):389–399.

[15] Shinbori N, DDS, Grama AM, Patel Y, DDS, Woodmansey K, He J. Clinical Outcome of Endodontic Microsurgery That Uses EndoSequence BC Root Repair Material as the Root-end Filling Material. J Endod 2015;41,(5):607–612.

[16] Bernabe P, Gomes Filho J, Rocha W, et al. Histological evaluation of MTA as a root end filling material. Int Endod J 2007;40:758–765.

[17] Tang Y, Li X, Yin S. Outcomes of MTA as root-end filling in endodontic surgery: a systematic review. Quintessence Int 2010;41(7):557–566.

[18] Stropko JJ, Doyon GE, Gutman JL. Root-end management: resection, cavity preparation, and material placement. Endodontic Topics 2005;11:131–151.

[19] Torabinejad M, Hong CU, McDonald F, PittFord TR. Physical and chemical properties of a new root-end filling material. J Endod 1995;21:349–353.

[20] Lee ES. A new mineral trioxide aggregate root-end filling technique. J Endod 2000:26:764–766.

第12章 疗效、再生性治疗及并发症

Outcome, Regenerative Procedures and Complications

牙髓外科手术自2000年以来再次受到关注。事实上，2001—2010年，共有900多篇关于牙髓外科手术的文章发表。其中，114篇被认为是高质量的循证医学文章[1]。还有许多证明牙髓外科手术是一种有效治疗方法并有循证医学证据的新研究仍在不断被发表出来。

Ⅰ. 疗效

A. 现代手术与传统手术

在众多分析牙髓外科手术成功率的研究中，一个主要的变化出现在2000年左右。在此之前，手术中没有使用显微镜或光学辅助设备，根尖处仅用球钻预备一个简单的窝洞，并用银汞合金作为倒充填的材料（图12-1）。2000年左右，手术的方法出现了变化。超声工作尖，具有优越生物相容性的材料（如Super EBA、IRM、MTA及其他相关的材料），以及光学辅助设备（显微镜或内镜）都已开始应用（图12-2）。运用现代技术完成的牙髓外科手术已被广泛研究。在一篇发表于2010年的Meta分析研究中，Setzer等[2]比较了不同手术技术的成功率。结果明确显示出：传统手术的成功率为59%，而现代手术的成功率为94%。

如书中所述，现代牙髓外科手术能够达到与传统再治疗相当的成功率。另一项近期的Meta分析[3]显示，短期内（2年以内）手术的成功率高于传统根管再治疗（两者分别为92%和80%），长期（4年以上）的治疗成功率两者相当。这种差异可以由骨愈合的动态变化来解释，这是由于传统根管再治疗过程中没有摘除病变，因此根尖手术后的骨愈合速度必然比传统根管再治疗要快。

Song等[4]分析了术后短期即显示愈合病例的长期成功率，这些短期愈合病例中93.3%的牙齿在术后6年以上的复查中仍保持愈合的状态。因此，手术后的短期成功率可以成为整体成功率的一个良好的参照指标。随着手术

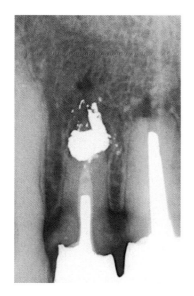

图12-1　传统牙髓外科手术失败的病例，术中使用了球钻和银汞合金充填。

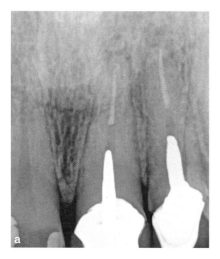 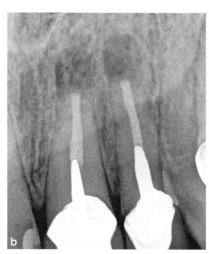 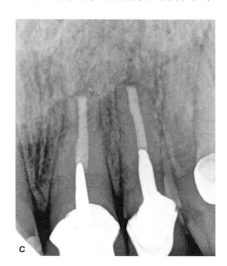

图12-2　（a）左上中切牙和侧切牙牙冠修复密合，伴有有症状的根尖周病变。（b）现代牙髓外科手术术后X线片。（c）1年后复查根尖周病变完全愈合。

方法逐渐经学界验证是有效的，牙髓外科手术目前已成为一种具有高成功率的治疗技术。

B. 再次手术

牙髓外科手术通常被认为是传统牙髓治疗或再治疗失败后的治疗选择。因此，再次手术通常被认为是保留患牙的最后一种可能的治疗选择。然而，有一项研究分析了既往牙髓外科手术失败后再次手术的成功率[5]（图12-3）。

结果显示再次手术成功率与现代牙髓外科手术成功率（92.9%）相当。所有之前的传统手术都有缺陷，其中最常见的问题包括：

- 未进行根管倒预备和根管倒充填（仅做了简单的根尖切除）。
- 遗漏根管（根尖切除方向有误或倾斜角度过大）。
- 根管预备不足（倒预备深度不足3mm）。

总之，如果这些引起失败的原因能够被明确并纠正，那么再次手术也能够达到同样高的成功率。

图12-3 （a）左上第二前磨牙牙髓外科手术失败。（b）CBCT显示腭侧遗漏根管，根尖银汞合金充填欠密实。（c）颊侧根管根尖处银汞合金封闭不完全。（d）探针指示遗漏的腭侧根管。（e）再次根尖切除、倒预备和倒充填后的根尖截面。（f）术后影像学检查显示2个根管均已倒充填。

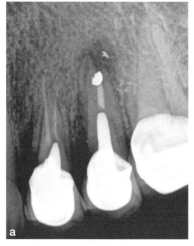
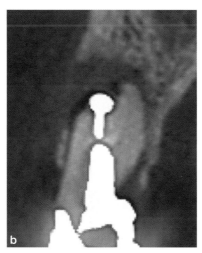
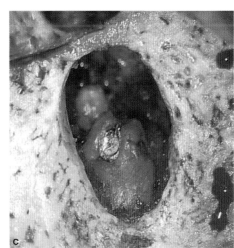
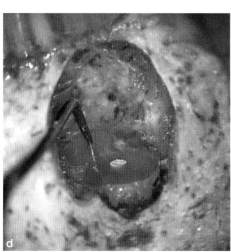
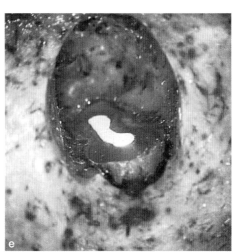
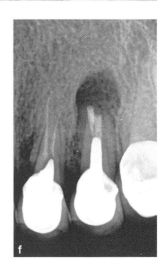

C. 逆向根管治疗作为首选治疗方案

对于牙髓坏死并有根尖周炎的患牙，有时可能需要通过手术入路进行根管治疗以替代传统的正向根管治疗。如那些已进行过冠部修复或严重钙化的牙齿，根管入路受限，此时这种微创的治疗技术则能够发挥作用。一篇发表于2017年的文章评估了57名接受了逆向根管治疗患者的治疗结果。术后2年的临床检查和影像学评估显示90%的病例取得了成功的治疗效果[6]。

因此，逆向根管治疗作为首选治疗方案也成为治疗根尖周炎的可靠的选择（图12-4）。

D. 预后的影响因素

1. 光学辅助设备

牙髓外科手术成功率的提高得益于光学设备的辅助，特别是手术显微镜的应用。Setzer等[17]研究结果显示在磨牙手术中使用显微镜能够显著提高手术成功率，而在术中使用头戴式放大镜或不使用光学辅助设备的手术成功率较低。

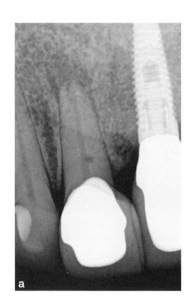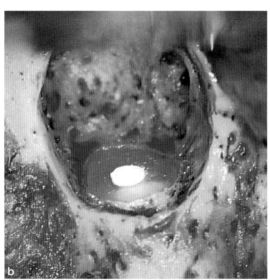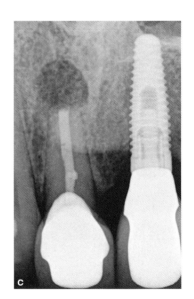

图12-4 （a）瓷冠修复后的中切牙，可见根尖周病变。（b，c）没有采用正向根管治疗，通过手术入路采用了逆向根管治疗。

2. 根尖周病变的类型

2006年，Kim和Kratchman提出了根据病损大小和是否伴有牙周破坏对牙髓来源病变进行分类的方法[8]（图12-5）。其中A类、B类、C类均为单独的牙髓来源病变，只是范围从小到大；D类、E类、F类则对应牙髓来源病变伴有从轻到重不同程度牙周破坏的病例。

A类：无根尖周病变，牙齿无松动，牙周探诊正常，传统再治疗后症状持续存在。临床症状是唯一的手术原因。

B类：小范围根尖周病变伴有临床症状。患牙无牙周探诊异常，牙齿动度无明显增加。

C类：大范围根尖周病变且向冠方进展，但无牙周袋或牙齿异常动度。

D类：与C类相似且伴有深牙周袋。

E类：与C类相似并存在牙髓-牙周病变通道，但无根折或根裂。

F类：大范围根尖周病变并伴有颊侧骨板完全缺失，但患牙不松动。

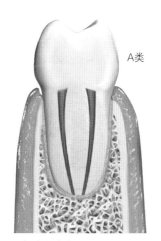

无根尖周病变

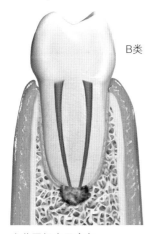

小范围根尖周病变

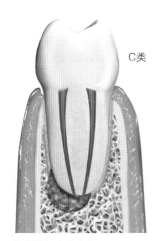

大范围根尖周病变

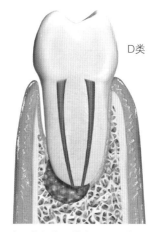

与C类相似且伴有深牙周袋

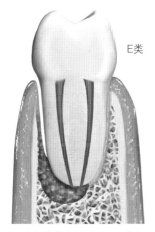

与C类相似伴有牙髓-牙周病变通道

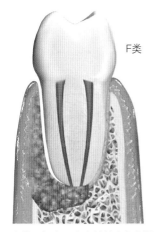

大范围根尖周病变并伴有颊侧骨板完全缺失

图12-5 牙髓来源病变分类。A类、B类、C类为单纯牙髓来源病变。D类、E类、F类为牙髓来源病变合并牙周病损。

2008年，一项基于以上分类方法的研究表明，牙髓外科手术的成功率受到患牙牙周病损情况的影响[9]。术后1年随访，A类、B类、C类病例手术成功率为95.2%，而D类、E类、F类病例的手术成功率为77.5%，两者间具有显著的统计学差异。

因此，根尖周病变伴发的牙周破坏应被视为显微牙髓外科手术预后的消极预测因子。

这些研究结果与Song等2013年发表的另一篇研究的结果一致[10]。在这项研究中，颊侧骨板的高度被认为是唯一显著的预后影响因素。当颊侧骨板的高度低于3mm时，手术成功率会从94.3%降至68.8%。

3. 根尖周病变的大小

有多项研究分析了根尖周病变大小对手术成功率的影响，结果是相互矛盾的。无论病损范围多大，治疗失败的原因都是由于根管内有持续存在的感染，而根尖病损的大小不应该成为手术成功与否的预判因素（图12-6）。而一项Meta分析结果显示，相比于更大范围的病损，直径不超过10mm的根尖周病变预后要好很多[11]。

大范围的病变通常需要更长的时间愈合。有些病例可能手术1年后仍在愈合中，因此随访时间也必须相应延长以观察到完全的愈合。这或许可以解释在有些研究中病变大小对手术成功率造成的影响。

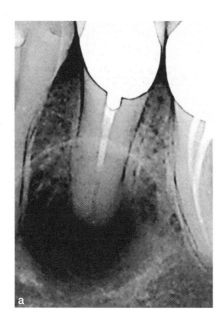 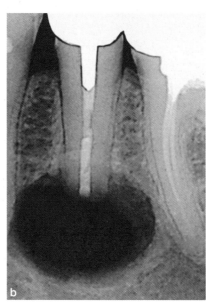 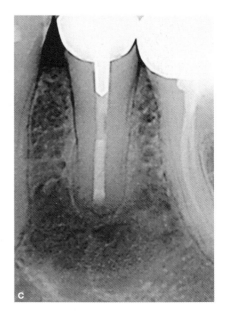

图12-6 （a）左下第二前磨牙大范围根尖周病变，牙冠密合。（b）术后影像学检查。（c）2年后复查病变完全愈合。

4. 根尖周微裂

当观察根尖切除后的根尖表面时，我们有可能会发现根尖平面上的牙本质缺陷。这种缺陷有可能是一道肉眼可见的裂纹，发生在牙根根管壁的内表面或外表面但不会贯穿整个根管壁（图12-7），也可能是一道肉眼可见的折裂线，贯穿一侧牙根根管壁（图12-8）。

一项最近的研究[12]比较了术中可见根尖牙本质缺陷的病例和牙根完好病例手术后的成功率。结果表明，牙根完好的病例术后3年随访成功率为

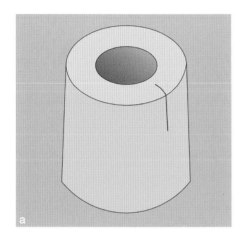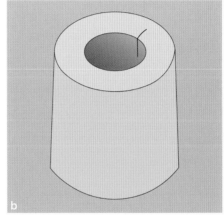

图12-7　（a）根尖外侧壁裂纹。（b）根尖内侧壁裂纹。

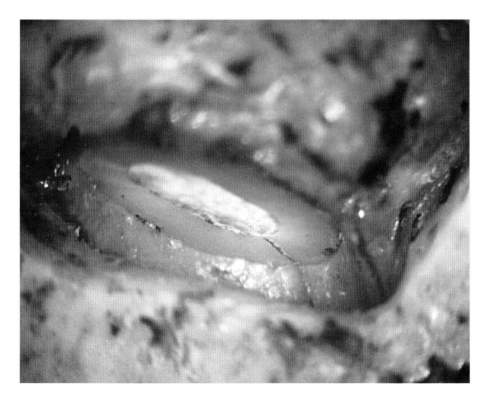

图12-8　一例上颌侧切牙的根尖折裂。

97.3%，而存在牙本质缺陷的病例3年随访成功率仅为31.5%。

因此，在术中根尖切除时如果发现牙本质缺陷则手术预后不佳。通常的处理措施是继续向冠方水平切除根尖，直到牙本质缺陷消失（图12-9）。但这样患牙的冠根比会变差，牙齿的保留价值降低，但是会获得更高的手术成功率。

当影响预后的消极预测因子出现时，采取一些再生性治疗措施可能会改善手术结果。

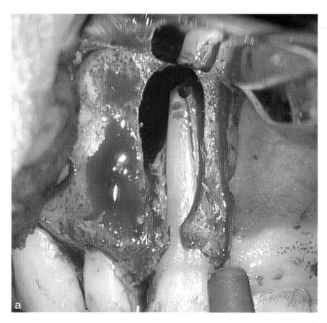
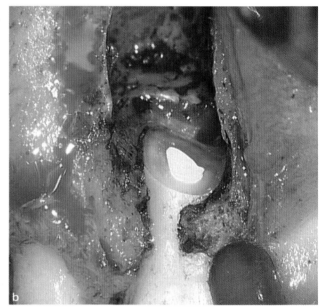
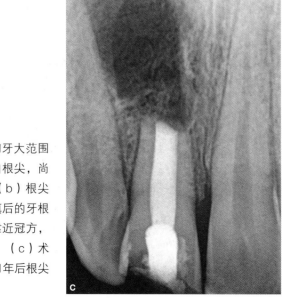
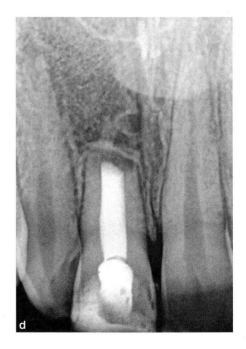

图12-9 （a）右上切牙大范围根尖病变，裂纹起始自根尖，尚未延伸至颈部区域。（b）根尖切除、倒预备、倒充填后的牙根表面。截根水平十分靠近冠方，直至牙根裂纹不可见。（c）术后影像学检查。（d）1年后根尖周病变愈合。

Ⅱ. 再生性治疗

牙髓外科手术后理想的愈合是指因病损和手术过程而丧失的根尖周组织结构和功能得以恢复。

它包括2个相伴发生的不同的过程:

- 修复,是指缺失组织由结缔组织替代的愈合类型。
- 再生,是指新生的组织充填了缺失部分从而使得这部分组织恢复到了正常状态的愈合类型。

牙髓外科手术疗效可采用若干种分类方法进行评估。在完全愈合和明显失败的标准上,这些方法是完全一致的。但中间的分型因每种分类方法的理解不同而常常导致一些混乱。

Friedman提出了一种更贴近临床实际的分类方法[13],这3类分别是:

- 已愈合:临床检查(无症状无体征)和放射学检查(无剩余的低密度影)均呈现正常状态(图12-10);包括严格定义的典型的瘢痕性愈合[14](图12-11)。
- 愈合中:术后4年内呈现减小的低密度影,临床表现正常。
- 病变持续存在:低密度影持续存在——表示根尖周炎仍存在,伴或不伴有临床症状和体征(图12-12),或影像学检查表现正常但患牙有临床症状。

在大多数病例中,由于血凝块的出现,可以实现完全的再生。然而,

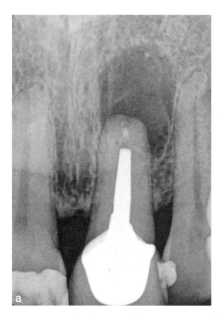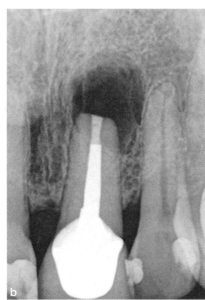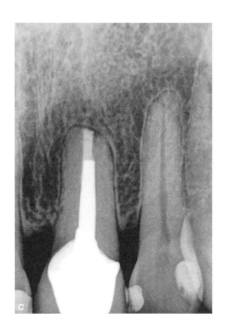

图12-10 (a)左上中切牙大面积根尖周病变。(b)术后影像学检查。(c)术后2年完全愈合,可以看到正常根周膜和骨硬板的重建。

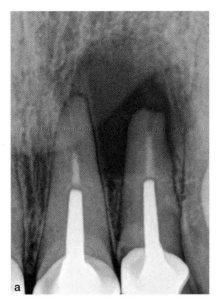
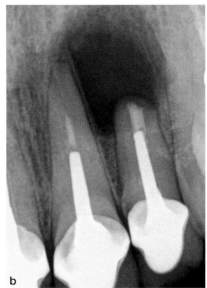
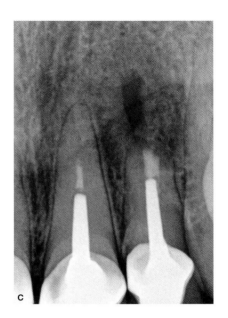

图12-11 （a）左上侧切牙大范围贯通型根尖周病变。（b）术后影像学检查。（c）2年后愈合，典型的瘢痕组织表现。

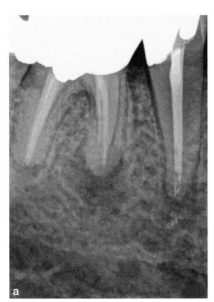
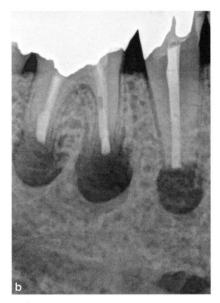
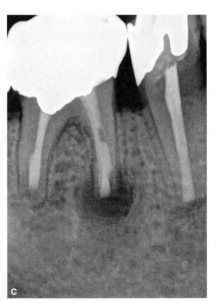

图12-12 （a）右下第一磨牙和第二前磨牙可见根尖周病变。（b）3个牙根进行根尖手术后的影像学检查。（c）1年后磨牙远中根和前磨牙根尖周病变愈合，磨牙近中根仍有持续病变。

在某些特殊的临床情况中（如大面积根尖周病变、根尖周骨壁缺损和颊舌侧贯通骨缺损），再生有可能不完全，从而遗留部分骨缺损。这种现象在最近一项应用CBCT进行评估的研究中有所介绍[15]。

在这些情况下，应考虑在术中应用再生治疗手段以促进术后的骨再生。

引导性组织再生治疗的原则基于这样一个概念：如果上皮细胞能够在足够长的时间内被阻止进入损伤区域，避免上皮向下生长，那么具备再生潜力的其他类型细胞（如成骨细胞等）就能够占据损伤区域，从而实现组织的再生[16]。

因此骨移植材料和/或屏障膜被应用于引导性组织再生技术中。

A. 骨移植材料

骨移植材料的机械作用在于形成支架结构，维持缺损空间，稳定血凝块，并支撑屏障膜。其生物作用则是促进骨的形成。

骨传导性材料作为支架结构被用作骨沉积的模板。

骨诱导性材料能够通过其自身所含的蛋白质，促进祖细胞的增殖并支持其向成骨细胞方向分化。

成骨材料含有能够形成骨的成骨相关细胞（成骨细胞或成骨前体细胞）。

骨移植材料包括自体骨、同种异体骨、异种骨和异质材料。

1. 自体骨

自体骨是直接从患者自身取得的骨。可以从口腔内（颏部和下颌骨升支）或口腔外（髂嵴和颅盖骨）等供区获得。自体骨是最好的骨移植材料，因为它们综合具备了3个生物学特点：骨传导性、骨诱导性和成骨性。但是，获取自体骨的过程是有创的，并且考虑到牙髓外科手术预期的收益，不太适宜在术中取自体骨作为骨移植材料。

2. 同种异体骨

同种异体骨来自人体，是从另一个捐献者体内获得而用于术中患者的。同种异体骨含有成骨诱导性分子，但它们的作用尚未明确。它们通常来自骨库，被处理成冻干骨（Freeze-Dried Bone Allografts，FDBA）或脱钙冻干骨（Demineralized Freeze-Dried Bone Allografts，DFDBA）来使用。同种异体骨通常呈块状或粉末状。在牙髓外科手术中，粉末状的同种异体骨较为适用。但是，它们植入后被吸收的程度不可预测，这成为同种异体骨应用的缺点之一[17]。

3. 异种骨

异种骨是来自于动物（如牛）并去除掉其中有机成分的骨。无机牛骨矿物质（Anorganic Bovine Bone Minerals，ABBM）是在牙髓外科手术中得到应用和评估的异体骨移植材料之一。异体骨不具备任何骨诱导特性，但是是一种优良的骨传导性材料，并且在植入体内之后几乎不可被吸收[18]。

4. 异质材料

异质材料是一类合成材料，因此没有疾病传播的风险。它们大部分是由不同配方的磷酸钙制成的。如果患者或医生对使用从人或动物来源的材料有所顾虑，那么异质材料会是一个很有吸引力的选择。

B. 屏障膜

屏障膜的作用是形成一个物理屏障，阻挡上皮细胞迁移以及结缔组织和上皮组织的长入。材料的刚性使得屏障膜能够支撑和维持空间。屏障膜可分为不可吸收膜和可吸收膜。

1. 不可吸收膜

不可吸收膜可被用于特定的治疗技术，如引导性骨再生术，特别是垂直骨增量手术。

由于不可吸收膜必须再次手术取出，增加了手术并发症的风险，因而不推荐用于牙髓外科手术。

2. 可吸收膜

可吸收膜使得引导性组织再生术可以单次手术完成。

目前主要应用的有两种可吸收膜：聚合物膜和胶原膜。

聚合物膜

聚乙醇酸膜是被研究最多的一类聚合物膜。

聚合物膜的优点在于其非动物来源，可以大量生产，可以在二氧化碳和水中被彻底地生物降解。但是，聚合物膜在体内组织整合的过程常常表现为纤维包裹并引起炎症性异物反应[19]。

此外，聚合物膜的降解速度过快，因而降低了其发挥屏障功能的时长以及维持空间的能力。

基于这些原因，聚合物膜不建议用于牙髓外科手术。

胶原膜

胶原膜通常是牛或猪来源的，主要缺点是机械性能有限。因此，下方需要有支架材料支撑，以避免胶原膜在较大的骨缺损中塌陷。

胶原膜的免疫原性较低，对骨的形成有直接影响，具有亲水性，并且易于操作。其组织整合过程中不会观察到异物反应的发生[19]。

因此，如果牙髓外科手术中需要引导组织再生，那么胶原膜是应被选用的屏障膜。

C. 再生治疗在牙髓外科手术中的应用指征

在大多数病例中，为获得完全的骨再生，引导性组织再生术并不是必需的（图12-13，图12-14）。

详尽的文献综述表明，引导性组织再生术可用于3种具体的临床情况：

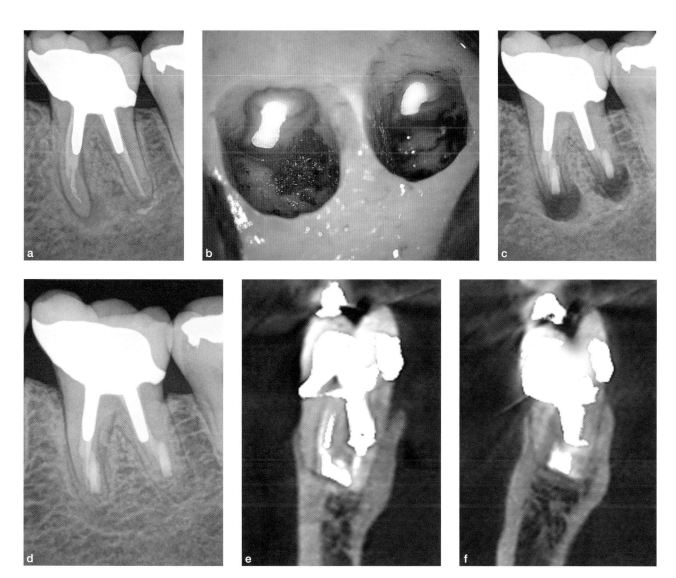

图12-13 （a）左下第一磨牙，牙根内已有两根桩，近中根和远中根可见根尖周病变。（b）倒预备和倒充填后的临床照片。（c）术后影像学检查。（d）与术后4年影像学检查对比，根尖周病变完全愈合。（e）近中根CBCT截面显示颊侧皮质骨完全再生。（f）远中根CBCT截面显示颊侧皮质骨完全再生。

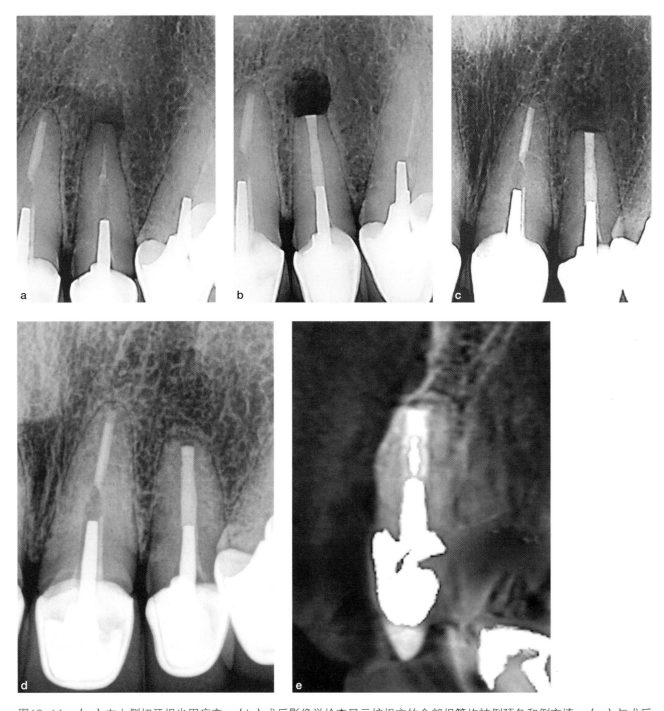

图12-14 （a）左上侧切牙根尖周病变。（b）术后影像学检查显示桩根方的全部根管均被倒预备和倒充填。（c）与术后1年影像学检查对比，根尖周病变完全愈合。（d）术后12年影像学检查。（e）术后12年复查，CBCT显示唇侧皮质骨完全再生。

1. 病损范围大

文献中对于直径10mm以上的大范围病损是否考虑使用引导性组织再生术并没有达成明确的共识。Tashieri等认为，在明确由牙髓来源的大范围根尖周病变的手术治疗中，与无机牛骨矿物质配合应用引导性组织再生术，对患牙的预后并无有益的效果[20]。反之，Pecora等则认为覆盖屏障膜之后骨缺损的愈合速度比没有盖膜的对照组更快，并且使用屏障膜后再生骨的质量和数量也更优良[21]。

临床中，不使用引导性组织再生治疗的大范围病损也能够观察到几乎完全的愈合（图12-16）。然而完全的骨质愈合仍无法实现，并且骨缺损的修复中往往还会发生骨组织的崩塌（图12-15）。

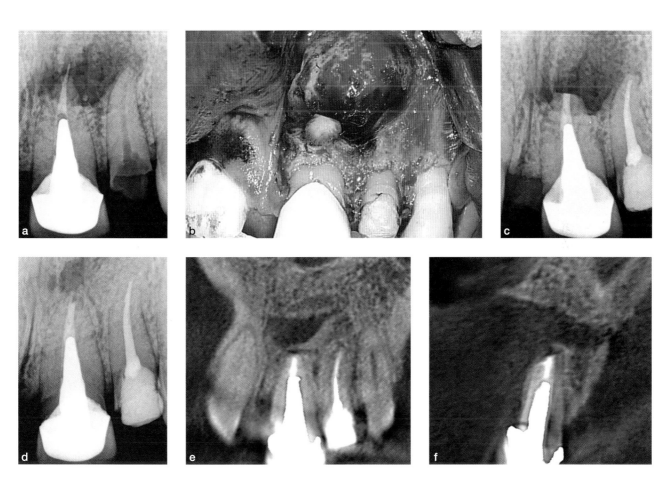

图12-15 （a）左上中切牙大范围根尖周病变。（b）临床照片显示病变去除后骨缺损范围。（c）术后影像学检查。（d）5年复查影像学检查，患牙完全无症状。（e）5年复查CBCT显示根周膜和骨硬板的重建，但同时存在骨质塌陷。（f）5年复查CBCT显示余留骨缺损。

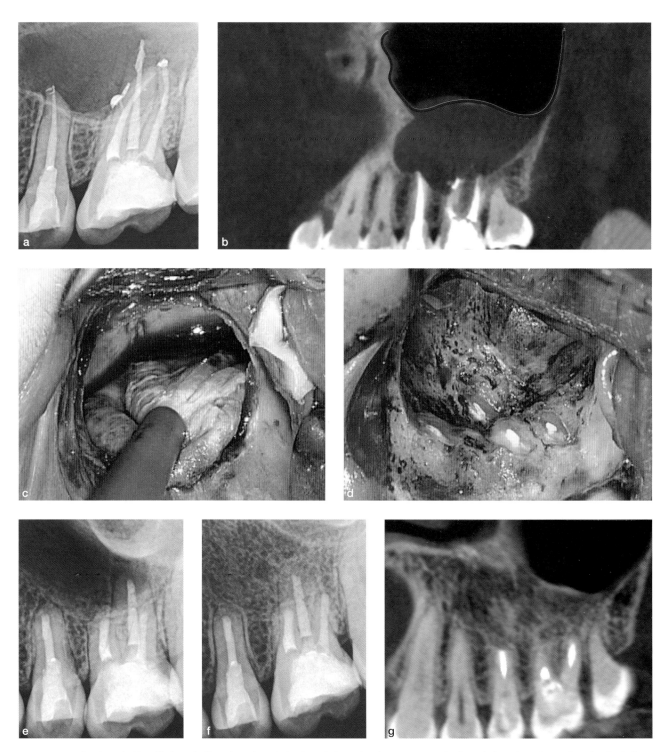

图12-16 （a）左上第二前磨牙和第一磨牙大面积根尖周病变。（b）CBCT显示根尖周病变顶起上颌窦膜。（c）术中照片显示去除病变囊壁。（d）术中照片显示4个根根尖切除、倒预备和倒充填。（e）术后影像学检查。（f）术后14个月影像学检查显示骨再生。（g）术后14个月CBCT显示骨再生。

在这种情况下，引导性组织再生术的应用似乎与更好的骨再生有所关联[22]。

2. 骨开裂和颊侧骨板高度

骨开裂是指患牙牙根全长范围内的牙槽骨缺失[23]。研究表明有骨开裂的患牙根尖手术后的预后更差[24]。其原因在于这种情况下裸露的牙根表面会有长结合上皮形成，因而阻止了骨的再生。为避免出现这种不良结果，Dietrich建议在这种情况下术中应结合使用引导性组织再生术[25]。

在另一项研究中，Song报道了去骨后剩余皮质骨板高度的重要性[10]。数据显示当颊侧剩余骨板高度在3mm以上时，无论边缘骨量丧失多少，患牙的预后都相对较好。当颊侧骨板高度不足3mm时，患牙更容易出现持续的边缘骨丧失并导致牙根表面长结合上皮的形成。在较小的范围上，伴有骨开裂的病例应考虑联合应用引导性组织再生术。

3. 贯通型病损

这类缺损中，颊舌两侧皮质骨板均缺失。这种情况有可能在术前就存在（图12-17），也可能是腭侧皮质骨板缺失的病例在术中为暴露病变而去除了部分颊侧皮质骨板造成的（图12-18）。

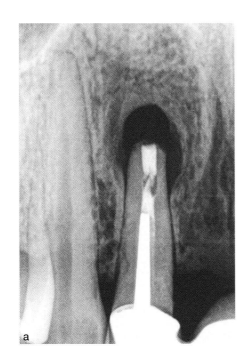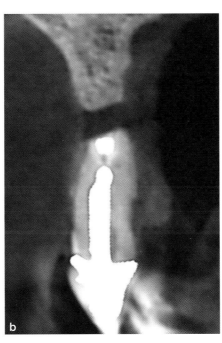

图12-17 （a）有症状右上侧切牙。（b）术前CBCT显示贯通型病损。

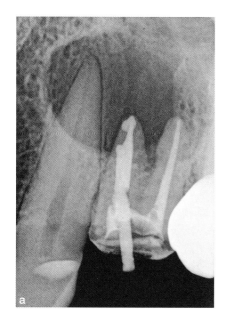
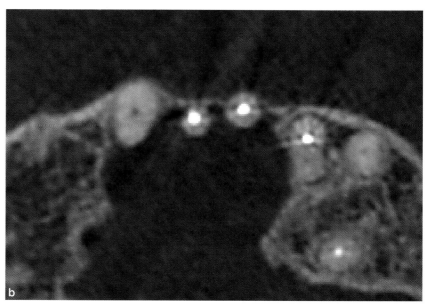

图12-18 （a）左上第一前磨牙大面积根尖周病变。（b）CBCT显示腭侧皮质骨完全消失，颊侧皮质骨完整。

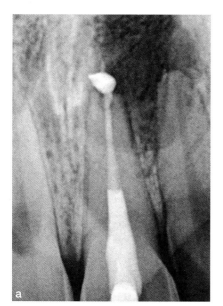
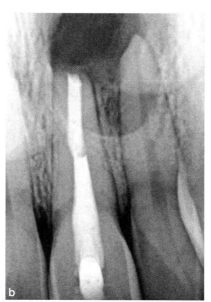
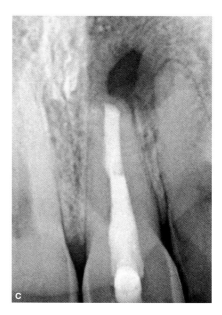

图12-19 （a）左上中切牙大范围根尖周病变。（b）术后影像学检查。（c）影像学检查显示根尖周典型的瘢痕愈合表现。

即使文献中的证据十分有限[26]，这些文献也似乎普遍同意在贯通型病损中引导性组织再生术是有作用的[22]。

在这类临床病例中，如果牙髓外科手术没有联合应用引导性组织再生术，愈合常常也能够发生，但会在根尖区域留下典型的根尖周瘢痕的影像学表现[27]。尽管这类瘢痕被判定为愈合，但仍会留有从颊侧到舌侧联通的软组织（图12-19）。引导性组织再生术的应用可能能够将这种瘢痕的形成减到最低，并促进骨的再生（图12-20）。

根尖手术后的愈合与否主要取决于对根管内微生物感染的控制。尽管绝大部分临床病例中都能够观察到根尖周病变愈合，但仍需在根尖周健康状态的恢复和根尖周组织结构的再生两者之间有所区分。

血凝块提供了最佳的天然支架，并且在没有应用屏障膜和/或骨替代物的病例中也能够在组织学层面观察到完全的根尖周组织再生[28]。但在某些临床情况（如大范围病损、根周骨质缺损和贯通型病损）中这种完全愈合的发生率会降低。因此，在这些临床情况下，应考虑应用引导性组织再生术使得根尖周组织能够修复至其原始的结构状态。

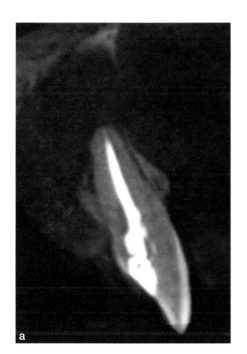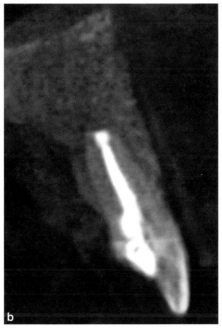

图12-20 （a）右上侧切牙大范围根尖周病变的术前CBCT检查。（b）牙髓外科手术联合引导性组织再生术（骨移植材料和可吸收膜）后6个月CBCT检查显示颊侧骨结构的增厚（由Dr Adham Azim提供）。

Ⅲ. 术后患者管理

尽管牙髓外科手术的术后反应通常比较轻微和局限，但对患者的告知仍然十分重要。这样会减少患者的顾虑和担心，并能够让他们更好地理解术后面临的哪些情况是正常的，而哪些情况是异常的。

A. 疼痛

术后疼痛是患者主要担心的问题。但牙髓外科手术的术后疼痛非常轻[29]。Peñarrocha[30]报道了术后2小时出现疼痛峰值，这个时间点刚好与麻药效消退的时间重合。根据VAS量表将疼痛划分为0～10，术后2小时疼痛平均值为1.9，为低强度疼痛。在这项研究中，75%的患者术后24小时内服用了镇痛药。在术后3天时，超过50%的患者不再服用任何镇痛药，术后7天时，不服用镇痛药的患者比例达到90.8%。

可见牙髓外科手术术后疼痛很轻微，并能够通过镇痛药做到很好地控制。因而镇痛药在术后最初几天应按处方规律服用，在后面的几天按需服用。

B. 肿胀

尽管牙髓外科手术的术后往往并没有太多疼痛，但术后肿胀总会发生。肿胀的出现主要是垂直松弛切口造成的，是正常的术后反应，术者和患者都不必太担心。但当手术时间过长，术野范围较大时肿胀会更加明显。Peñarrocha[30]的研究表明，肿胀在术后2天最为明显，之后开始消退，到术后7天时基本完全消退。

为限制术后肿胀的程度，首先有必要确保患者按处方服药，尤其应在合理干预的前提下使用抗炎药。其次，控制肿胀的措施是进行系统规律的冰敷，即术后24小时内每半小时需在术区外冰敷15分钟（见第3章）。

C. 出血

在实施任何一种口腔手术后，接下来的一天都可能会有少量的残余出血。但在牙髓外科手术中，组织瓣经过严密复位，通常可以达到初期愈合，因此出血的现象很少发生。

D. 注意事项

在术后的1周内，患者有必要遵循一些注意事项。术后注意事项应有一张表格在术后交给患者，并且在手术结束时也要向患者进行口头交代（见第3章）。

Ⅳ. 并发症

A. 术后感染

牙髓外科手术的抗生素处方通常不要求患者系统服用，并且还会根据临床情况有所调整（见第3章），因此在术后2周内有可能会出现术后感染。

术后感染表现为术区持续的疼痛和肿胀，可能伴有化脓、淋巴结肿大，有时会出现全身发热。这时患者必须尽快就医并给予抗生素。

对阿莫西林无过敏症状的成人患者，推荐的用药方案是阿莫西林每8小时500mg（可选择将首剂量加倍为1000mg）。对于感染持续存在的情况，阿莫西林可以与克拉维酸联合应用。克拉维酸是一种β-内酰胺酶抑制剂，能够增加青霉素耐药菌株的敏感性[31]。

对于有青霉素类药物过敏史的患者，克林霉素是首选用药；对手术后感染的推荐剂量为首剂量加倍为600mg，之后每6小时服用300mg。

B. 组织瓣意外裂开

在牙髓外科手术中，组织瓣都会被缝合覆盖在术野区域上。缝合的作用是将组织瓣被动复位并固定在其初始位置以利于初期愈合。缝合必须足够紧密从而防止瓣的移位。然而，如果缝线的张力过大，则有可能发生撕裂。这种现象有可能在患者牵拉脸颊观察术区情况时发生。如果组织瓣离开了其初始位置，则无法保护术区，骨面将会暴露（图12-21）。

此时患者将会出现剧烈的疼痛以及炎性渗出物散发出的口腔异味。当务之急是让患者尽快就诊重新缝合组织瓣。缝合过程中良好的麻醉是必需的。之后必须给予1周的抗生素处方。如果新的缝合处理得当，这个并发症并不会影响手术的成功率和软组织的愈合。

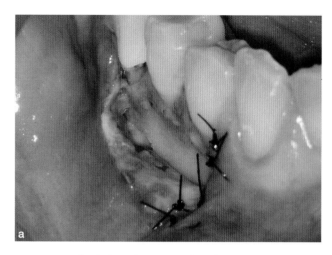

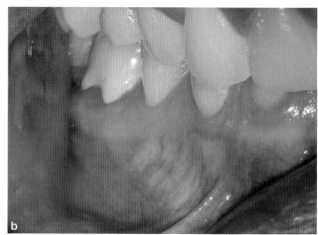

图12-21 （a）由于术后3天缝线脱失，瓣部分开放，骨面暴露，可见骨腔。组织瓣二次缝合。（b）1年后临床口内情况，无明显瘢痕。

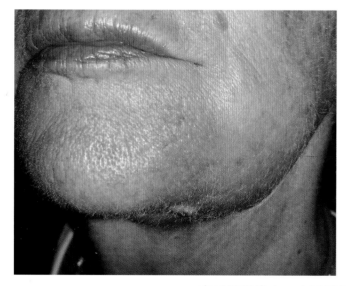

图12-22 术后血肿。

C. 出血

牙髓外科手术的术后出血较为少见，因为缝合的组织瓣能够固定住血凝块。但如果患者本身有出血倾向（见第2章），则可能会在术后早期出现出血的情况。在这种情况下，应尽快就医止血，将止血剂（六酰基类止血剂）浸湿的纱布放置在术区直至出血停止。

D. 血肿

血肿是由于一根或多根血管破裂而导致的表层组织渗血。在牙髓外科手术中，术后有可能会出现血肿，但不会有任何不良后果。预防术后血肿最好的方法是手术结束后在术区进行冰敷。这样可以使得局部血管收缩从而减少渗血。如患者出现血肿，可使其安心，并告知血肿会随着颜色的改变而消退（由红紫色变为黄绿色），最多在术后15天会完全消失（图12-22）。

E. 感觉异常

牙髓外科手术中，如术区邻近下颌神经，则有可能在术后出现一过性感觉异常，这是由于术中对神经压迫、牵拉或切割而造成的感觉障碍。压迫可能由肿胀或血肿造成。因此，在下颌后牙区的手术中，应离下颌神经越远越好。如术后出现感觉异常但术中并未切断神经，那么感觉异常是暂时的并且会在术后几天或几周内缓解，时间长短取决于神经受创的时长和严重程度。感觉异常通常会被患者描述为下唇和颏部皮肤感觉的异常或消失。

对于术区邻近下颌神经穿出骨面位置（下颌磨牙近中根或下颌前磨牙）的病例，一定要在术前告知患者术后有可能出现暂时性的感觉异常。

关键点

现代牙髓外科手术的成功率约为92%。

再次手术（初次牙髓外科手术后再次进行手术）如果能够明确并纠正初次手术失败的原因，则能够获得相同的成功率。

在适应证适合的病例中，逆向根管治疗可以作为根尖周炎可靠的首选治疗方案。

任何一台牙髓外科手术中，光学辅助设备都必不可少，在磨牙区域推荐使用显微镜。

病损范围过大被视为手术成功率的消极影响因素，其原因可能在于大范围病损需要更长的愈合时间并且病损愈合的难度更大。

有牙髓和牙周联合病变的病例成功率低于单纯牙髓来源病变的病例。

如果术中看到了根尖微裂，建议继续向冠方切除根尖至微裂完全消失，以免影响手术预后。

修复和再生是两种不同的愈合类型。大多数病例的愈合方式是骨再生，然而在大范围根尖周病变、骨开裂和贯通型病损的病例中，再生有可能不完全，并且导致余留骨缺损。在这些特殊情况下，可以考虑采用引导性组织再生术（GTR）使根尖周组织恢复至其原始结构。

术后疼痛一般不明显，并且易用镇痛药有效控制。

术后肿胀是正常现象，肿胀在术后2天最明显，在术后7天完全消失。

牙髓外科手术的并发症较少，并且通常不会导致严重后果，只是有时需要急诊就诊处理。

参考文献

[1] Del Fabbro M, Corbella S, Tsesis I, Taschieri S. The trend of quality of publications in endodontic surgery: a 10-year systematic survey of the literature. J Evid Based Dent Pract. 2015 Mar;15(1):2–7.

[2] Setzer FC, Shah S, Kohli M, Karabucak B, Kim S. Outcome of endodontic surgery: a meta-analysis of the literature—part 1: comparison of traditional root-end surgery and endodontic microsurgery. J Endod 2010;36:1757–1765.

[3] Kang M, In Jung H, Song M, Kim SY, Kim HC, Kim E. Outcome of nonsurgical retreatment and endodontic microsurgery: a meta-analysis. Clin Oral Investig 2015; 19: 569–582.

[4] Song M, Chung W, Lee SJ, Kim E (2012) Long-term outcome of the cases classified as successes based on short-term follow-up in endodontic microsurgery. J Endod 38:1192–1196.

[5] Song M, Shin SJ, Kim E. Outcomes of endodontic micro-resurgery: a prospective clinical study. J Endod. 2011;37(3):316–320.

[6] Jonasson P, Lennholm C, Kvist T. Retrograde root canal treatment: a prospective case series. Int Endod J 2017 ;Jun50(6):515–521.

[7] Setzer FC, Kohli M, Shah S, Karabucak B, Kim S. Outcome of Endodontic Surgery: A Meta-analysis of the Literature—Part 2: Comparison of Endodontic Microsurgical Techniques with and without the Use of Higher Magnification. J Endod 2012;38:1–10.

[8] Kim S, Kratchman S. Modern endodontic surgery concepts and practice: a review. J Endod 2006;32:601–623.

[9] Kim E, Song JS, Jung IY, Lee SJ, Kim S. Prospective clinical study evaluating endodontic microsurgery outcomes for cases with lesions of endodontic origin compared with cases with lesions of combined periodontal-endodontic origin. J Endod 2008;34:546–551.

[10] Song M, Kim SG, Shin SJ, Kim HC, Kim E. The influence of bone tissue deficiency on the outcome of endodontic microsurgery: a prospective study. J Endod. 2013;39(11):1341–1345.

[11] Serrano-Gimenez M, Sanchez-Torres A, Gay-Escoda C. Prognostic factors on periapical surgery: A systematic review. Med Oral Patol Oral Cir Bucal. 2015;20(6):e715–e722.

[12] Tawil PZ, Saraiya VM, Galicia JC, Duggan DJ. Periapical microsurgery: the effect of root dentinal defects on short- and long-term outcome. J Endod. 2015;41(1):22–27.

[13] Friedman S. Endodontic Topics 2005, 11, 219–262.

[14] Molven O, Halse A, Grung B. Incomplete healing (scar tissue) after periapical surgery – radiographic findings 8 to 12 years after treatment. J Endod 1996: 22: 264–268.

[15] von Arx T, Janner SF, Hänni S, Bornstein MM. Evaluation of new cone-beam computed tomographic criteria for radiographic healing evaluation after apical surgery: assessment of repeatability and reproducibility. J Endod. 2016;42:236–242.

[16] Corbella S, Taschieri S, Elkabbany A, Del Fabbro M, von Arx T. Guided tissue regeneration using a barrier membrane in endodontic surgery. Swiss Dent J. 2016;126:13–25.

[17] Lyford RH, Mills MP, Knapp CI, Scheyer ET, Mellonig JT. Clinical evaluation of freeze-dried block allografts for alveolar ridge augmentation: a case series. Int J Periodontics Restorative Dent. 2003;23(5):417–425.

[18] Piattelli M., Favero G. A., Scarano A., Orsini G., Piattelli A. Bone reactions to anorganic bovine bone (Bio-Oss) used in sinus augmentation procedures: a histologic long-term report of 20 cases in humans. The International Journal of Oral & Maxillofacial Implants. 1999;14(6):835–840.

von Arx T, Broggini N, Jensen SS, et al. Membrane durability and tissue response of different bioresorbable barrier membranes: a histologic study in the rabbit calvarium. Int J Oral Maxillofac Implants 2005;20:843–853.

[19] Taschieri S, Del Fabbro M, Testori T, Weinstein R. Efficacy of xenogeneic bone grafting with guided tissue regeneration in the management of bone defects after surgical endodontics. J Oral Maxillofac Surg. 2007;65(6):1121–1127.

[20] Pecora G, Kim S, Celletti R, Davarpanah M. The GTR principles in endo surgery: One year post-op results of large periapical lesions. Int Endod J. 1995;28:41–46.

[21] Tsesis I, Rosen E, Tamse A, Taschieri S, Del Fabbro M. Effect of guided tissue regeneration on the outcome of surgical endodontic treatment: a systematic review and meta-analysis. J Endod. 2011;37(8):1039–1045.

[22] Dietrich T., Zunker P., Dietrich D., Bernimoulin J.P. Apicomarginal defects in periradicular surgery: classification and diagnostic aspects. Oral Surg. Oral Med. Oral Pathol. Oral Radiol. Endod. 2002;94:233–239.

[23] Kim E, Song JS, Jung IY, Lee SJ, Kim S. Prospective clinical study evaluating endodontic microsurgery outcomes for cases with lesions of endodontic origin compared with cases with lesions of combined periodontal-endodontic origin. J Endod 2008;34:546–551.

[24] Dietrich T., Zunker P., Dietrich D., Bernimoulin J. P. Periapical and periodontal healing after osseous grafting and guided tissue regeneration treatment of apicomarginal defects in periradicular surgery: results after 12 months. Oral Surgery, Oral Medicine, Oral Pathology, Oral Radiology, and Endodontics. 2003;95(4):474–482.

[25] Taschieri S, Del Fabbro M, Testori T, Saita M, Weinstein R. Efficacy of guided tissue regeneration in the management of through-and-through lesions following surgical endodontics: a preliminary study. Int J Periodontics Restorative Dent. 2008;28:265–271.

[26] Andreasen JO, Rud J. Modes of healing histologically after endodontic surgery in 70 cases. Int J Oral Surg 1972:1:148–160).

[27] Lin L., Chen M. Y. H., Ricucci D., Rosenberg P. A. Guided tissue regeneration in periapical surgery. Journal of Endodontics. 2010;36(5):618–625.

[28] Iqbal MK, Kratchman SI, Guess GM, Karabucak B, Kim S. Microscopic periradicular surgery: perioperative predictors for postoperative clinical outcomes and quality of life assessment. J Endod. 2007 33(3):239–244.

Peñarrocha-Diago M, Maestre-Ferrín L, Peñarrocha-Oltra D, Gay-Escoda C, von Arx T, Peñarrocha-Diago M. Pain and swelling after periapical surgery related to the hemostatic agent used: Anesthetic solution with vasoconstrictor or aluminum chloride. Med Oral Patol Oral Cir Bucal. 2012;17(4):594–600.

Jungermann GB, Burns K, Nandakumar R, Tolba M, Venezia RA, Fouad AF. Antibiotic resistance in primary and persistent endodontic infections. J Endod 2011;37:1337–1344.